JN297683

ロールプレイング・ゲーム式

メンタルヘルス・マネジメント検定 問題集
Ⅲ種（セルフケアコース）

あなたのストレスもこれでスッキリ！

問題を解いてセルフケアの方法を獲得して,
- あなたもメンタルヘルス通（ツウ）になる！
- ストーリーを通してセルフケアの知識を獲得できる！

赤塚由見子 編著

弘文社

❋ はじめに ❋

　この本は**メンタルヘルス・マネジメント検定**に出題されることが予想される問題を練習問題として提示しています。しかし，単に予想問題と解説を並べて書いても楽しく且つ実践的に学習することは難しいといえます。

　そこで，試験に出題される問題を考えていただくにあたり，<u>ロールプレイング・ゲーム</u>仕立てにしました。

　レベル1からレベル50としてメンタルヘルス・マネジメント検定試験での出題が予想される問題を作りました。**全てをクリアしていただくことで試験勉強をすることができ，尚且つセルフケアの知識を獲得できるようになっています。**

　また，問題の背景を理解していただくための章立ての代わりに，5つのステージを設定しました。各ステージでは，そこで学んでいただきたいこと(出題の背景)を説明しています。

　このような形で学んでいただくことで難しく感じられるメンタルヘルスの知識を容易に獲得していただくことができます。メンタルヘルス・マネジメント検定Ⅲ種は，「セルフケアコース」と言って，皆さんご自身が身につけるメンタルヘルス知識を学ぶコースです。

　展開されるストーリーを通して，少しずつ勉強し成長していくキャラクターにご自身を重ね，**楽しく勉強を進めていただきたい**と思います。

　メンタルヘルスと聞くと「自分には関係ない」と思う方も少なくないでしょう。しかし，セルフケアの知識を持っておくことは，毎日働く上で強い自分をつくることにつながります。

　この問題集で楽しく学んでいただいたことが皆様の日々の生活やお仕事の中で役立つことを祈っております。

◆メンタルヘルス・マネジメント検定ってどんな検定？◆

　本書の説明に入る前に、そもそも「メンタルヘルス・マネジメント検定って何？」というご質問にお答えしたいと思います。そこで、メンタルヘルス・マネジメント検定のQ&Aをご紹介します！

Q&A　メンタルヘルス・マネジメント検定

Q1 メンタルヘルス・マネジメント検定ってどんな検定ですか？
A1 メンタルヘルス・マネジメント検定には以下の3つのコースがあります。

- Ⅰ種マスターコース
- Ⅱ種ラインケアコース
- Ⅲ種セルフケアコース

　メンタルヘルス・マネジメント検定は特に「職場」における労働者のメンタルヘルスケアについて学び理解を深めるための検定です。そして、なぜこのように3つにコースが分かれているのかと言うと、メンタルヘルスケアは職場で担う役割に応じてやるべきことが異なるからです。そのため、皆様が担っている役割ごとにコースを分け、受験していただくようになっているのです。

Q2 どんな人が受験するのですか？受験資格は要るの？
A2 いずれのコースも受験資格は必要ありません。どのコースでもお好きなコースを選んで受験していただくことができます。

　しかし、Q1でもお答えしたように、内容が職場の役割によって異なります。従って、ご自身の役割とは異なるコースを受験する場合、勉強中に「自分には当てはまらないなぁ～・・・」と感じてしまうこともあるかと思います。もちろん、それでも構わない！という方はぜひ、Ⅰ種～Ⅲ種まで全てトライしてみてください！

コース対象者は以下のようになります。

コース		対象者
Ⅰ種	マスターコース	人事労務管理スタッフ／経営者等
Ⅱ種	ラインケアコース	管理監督者
Ⅲ種	セルフケアコース	一般社員

Q3 合格するとどんなことに役に立つの？

A3 各コースによって異なりますが，まずⅢ種セルフケアコースは勤労者のストレスやそのストレスマネジメント方法などがよく分かり，ご自身が働く上で健康を害さないためのヒントがたくさん得られます。

　次にⅡ種のラインケアコースですが，これは管理監督者が学ぶ内容となっているため，職場での部下に対するメンタルヘルスケアや対処法などを体系的に学ぶことができます。

　最後にⅠ種のマスターコースはこの検定の中でもメンタルヘルスケアのエキスパートを目指す方が受けられるため，法律／ストレスのメカニズム／相談対応・他機関や他部門との連携／教育・研修，等々メンタルヘルスケアに係る様々な知識を獲得することができます。

　企業によってはこれらの資格を取ることを社内で推奨しているところも多くあります。一般職にはⅢ種取得を推奨し，管理監督者にはⅡ種取得を義務づけている企業もあります。

Q4 試験はいつごろ行なわれるの？

A4 公開試験は，Ⅱ種とⅢ種が年に2回。Ⅰ種は年に1回試験が開催されます。

　試験日はその年によって多少前後しますが，Ⅱ種とⅢ種はだいたい3月と11月頃に行なわれます。

　Ⅰ種については，11月頃のみとなっています。

　上記の公開試験のほかに「団体特別試験」という受験もあります。これは企業や団体が申し込み，そこに所属する社員や職員の方々が受験できるというものです。

　これは個人で申し込むことができません。しかし企業で受験を推奨している場合，その企業が団体特別試験を申込み，企業内で受験を行なっていることがあります。

Q5 合格率ってどれくらい？

A5 これも各コースとその年の結果によって異なります。大まかな数字を以下にご紹介します。

コース		合格率
Ⅰ種	マスターコース	1割程度
Ⅱ種	ラインケアコース	4～6割程度
Ⅲ種	セルフケアコース	7～8割程度

Q6 合格発表は？

A6 試験結果は郵送で送られてきます。合格証明書が欲しいという方には証明書の発行もしてくれます。（団体特別試験の場合は，その企業・団体の担当者宛に結果と合格証が一括で送られます。）

以上がメンタルヘルス・マネジメント検定についてのQ&Aです。
これを参考に受験についてぜひご検討ください！

（詳細はコチラ→http : //www.mental-health.ne.jp/index.html）

◆この本の使い方◆

この本では章立ての代わりに，1stステージからファイナルステージというパートに分けてあります。それぞれのパートで学ぶことを理解して，問題に挑戦しましょう！

本書はロールプレイング・ゲーム式ですが，登場人物は主人公・主人公の先輩・主人公の妹・カウンセラーの4人で，とてもシンプルです。

LV:1～LV:50の順に問題を解いて進むと主人公のキャラクターが成長していきます。

学習の途中で「ワンポイントアドバイス」や「ちょっとひと休み」などのコーナーがあり，学習のヒントやセルフケアのポイントを分かりやすく説明しています。

各ステージの冒頭（もしくはステージの途中）に主人公が語る「あんなこと？こんなこと！」と題したコーナーがあります。これはいわゆる事例紹介のコーナーです。
セルフケアがなぜ必要とされるのか？主人公の話を通してその背景について理解しましょう。

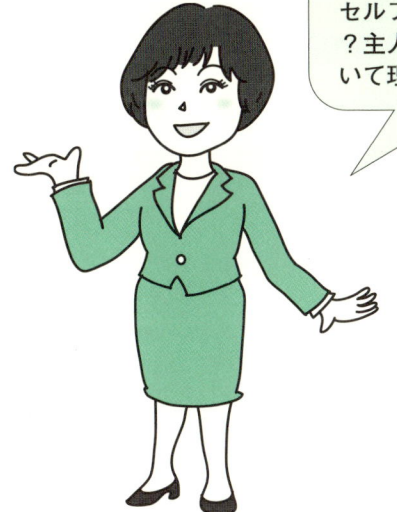

この本の使い方

この本は，各ステージを経て主人公のキャラクターが
セルフケアの力をつけ，成長していくものです。

そして主人公はあなた自身でもあります。

問題を解き，解説やアドバイスなどを読みながら，学習を
進めましょう。

> ☆ポイントは総合で35ポイント以上が理想！！☆
> 40ポイント以上…合格できる実力が十分にある
> 35ポイント以上…合格圏内にある
> 30ポイント以上…もう少しで合格圏内に！
> 25～30ポイント…学習が進んでいます。頑張りましょう。
> 25ポイント以下…合格は無理なので，もう少し努力しましょう。

（1問正解で1ポイントGET！）

この本の使い方

◆本書の背景◆
　メンタルヘルス・マネジメント検定Ⅲ種は「セルフケアコース」と言って，学んでいただく対象者は役職の有無を問わず，労働者全員です。近年は職場全体でこのⅢ種を受験する企業や，若手社員を対象に受験を推奨している企業もたくさんあります。そこでこのⅢ種を受験される多くの方に，少しでも分かりやすく，尚且つ楽しく学んでいただくために，本書は「ロールプレイング・ゲーム式」をとり入れました。本書では学習を進めるごとに主人公のキャラクターがセルフケアの知識を獲得して成長していくようになっています。学習の進め方は5段階のステージにステップアップしていきます。
　さあ！あなたもこの本で展開される主人公になりきって，セルフケアの力をつけるべく，物語の世界に出発しましょう！

◆出題される問題について◆
　ここで出題される問題は，筆者が今後出題されるだろう箇所を吟味し作成した「予想問題」です。

◆LVとは…◆
　LVは英語の「Level(レベル)」の略です。本書では各問題を「問題：1」と表現せず，「LV：1」と表しています。これは文字通り，読者の皆さんが問題に一つずつトライして，レベルアップを目指していただくためです。問題は全部で50問あります。 LV:1 の問題から LV:50 まで全ての問題をクリアしていただくことで，検定試験に合格していただけるセルフケアの知識の獲得を目指します。

◆「ワンポイントアドバイス」では…◆
　本書では，随所に「ワンポイントアドバイス」というコーナーを設けています。ここでは学習を進めるにあたり必要な知識を簡潔に分かり易く説明しています。問題に取り組む前や，もし解答が不正解であった場合など，このアドバイスを読み学習のヒントを掴んでください。

◆「ちょっとひと休み」では…◆
　本書の中に度々出てくる「ちょっとひと休み」というコーナーでは，皆さんの休息の場としてメンタルヘルスケアやセルフケアに必要な小話などをご用意しています。人は誰しも頑張り続けると疲れてしまいます。より良いパフォーマンスをあげるには，適度な休息は不可欠です。それは本書での学習のことだ

この本の使い方

けではなく，働く上でも同じことです。「ちょっとひと休み」で日常に役立つ情報を取り入れてください。

◆「あんなこと？こんなこと！」では…◆

　本書では各ステージの冒頭（もしくはステージの途中）に「あんなこと？こんなこと！」というコーナーを設けました。これはいわゆる事例を紹介するコーナーです。事例は，主人公であるメン太自身の話として展開されます。メン太の話すこと，感じることなどから，セルフケアの大切さをより一層感じていただき，皆さんにとってセルフケアを身近に感じていただくきっかけになればと思います。

　展開される物語は私がこれまで多くの方のお話を聞かせていただいたことから，問題の傾向を捉えてストーリー仕立てにしたフィクションです。ご自身やご自身の周囲でお話された内容とよく似た事柄があったとしても，ここでの話しは特定の方の物語ではありません。

　メン太が語る事例を通して多くの方が悩んでいること，心に抱えていることなどを理解し，ご自身のセルフケアの参考に役立ててください。

　そしてステージの最後では「メン太への手紙」として，カウンセラー（著者）からのアセスメントや問題解決の方法，またはカウンセラーが受けた感想などをステージの展開に合わせてご紹介します。

◆セルフケアをロールプレイング・ゲーム式で学ぶメリット◆

　この本を手に取っていただいた方の中には，もともとメンタルヘルスというものに興味がある方と，そうでない方がいらっしゃると思います。もしかすると，「興味がない」「自分には関係ない」と思っていらっしゃる方の方が多いかもしれません。興味がないけれど，会社が推奨する試験なのでどうしても受験しなくてはならない…，という状況の方もたくさんいらっしゃると思います。

　ではなぜ，メンタルヘルスに興味が持てないか？それは皆さんが健康だからです。健康な人は普段の生活の中で，あまり不健康に陥ることや病気のことなどを考えませんよね？それが「健康である証拠」なのです。健康なのに「メンタルヘルスの勉強」なんていわれると「自分には当てはまらない」と感じるのはごく普通のことです。ですが，このメンタルヘルス・マネジメント検定Ⅲ種は，「セルフケアコース」と言って「健康な人がより健康を保つため」に必要な知識を獲得するためのものです。

　そのことから，「健康な人の健康を保持するために健康的な方法で勉強をしてもらいたい」という願いを込めて，ロールプレイング・ゲームのように仕立て，メンタルヘルスというものに触れながら生活する主人公にご自身を重ねて

この本の使い方

いただき臨場感を持って練習問題に取り組んでいただきたいと思います。
　難しい専門書を読んでも理解できないことも，ロールプレイング・ゲームを通してわが身のことのように体験すると容易に理解することができます。主人公の成長と共に，皆さんの知識獲得が進むことを願っております。

◆実践的なスキル獲得のために◆

　この本はメンタルヘルス・マネジメント検定受験のための参考書であると同時に，上述したように，セルフケアのスキルをできるだけ実践的に考え，学び，身につけていただくことを目的としているので，練習問題の出題の仕方は大阪商工会議所が指定している公式テキストの章立てどおりにはなっていません。
　それは実際の職場で求められるセルフケアは，場面に応じて工夫しなくてはならないからです。この本では全体を通したストーリー展開（ロールプレイング・ゲーム式）を通して出題される問題をクリアしながら，セルフケアに必要な事柄を見出し，学んでいただけるように出来ています。
　そしてこの本を通して，メンタルヘルス・マネジメント検定を受験される方にもそうでない方にも楽しくセルフケアの知識を獲得していただけるようになっています。

◆各ステージでの学習目標◆

ステージNo.	学習の内容
1stステージ	1stステージでは「情報収集をする」つもりで学習しましょう。日本国内では心の問題に関する様々な調査がされています。それらの結果を理解することが大切です。また，メンタルヘルスケアを行なう意味についても書かれているので学習しましょう。
2ndステージ	2ndステージでは，メンタルヘルスケアに関してあなたのやるべきことを探します。「セルフケア」とは誰かが何かをしてくれることではなく，自分で行なうものです。このステージで「自分には何ができるか？」または「自分に合った方法は何か？」を探しましょう。

この本の使い方

3rdステージ	1stステージと2ndステージで少しセルフケアについての力をつけたあなたはこの3rdステージに進みます。ここではセルフケアに大切な「自分自身に気づくきっかけ」を掴むつもりで学習を進めましょう。
4thステージ	あなたが次に進むのは，この4thステージ。ここでは不健康をもたらすさまざまなストレス要因やストレスを引き起こすメカニズムについて学習します。
ファイナルステージ	ファイナルステージは文字通り最後のステージです。これまでセルフケアやストレスについて学んできました。ここでは，ストレスへの対処法や軽減方法について学習します。

◆登場するキャラクターの紹介◆

　本書での登場人物は以下の4人です。主人公メン太は読者であるあなたを象徴しています。カウンセラーは筆者です。その他，メン太の頼れる職場の先輩，最後にメン太の妹が登場します。

　主人公であるメン太（皆さん自身）とメン太の先輩，メン太の妹そしてカウンセラーである私のやり取りが全体を通したストーリーとなるわけです。

名前	特徴
メン太 （主人公）	メン太は，セルフケアの知識獲得を目指して第1ステージからファイナルステージを進むあなた自身です。全てクリアすると，セルフケアの知識が身につきます。
メン太の先輩	メン太と同じ部署の先輩。仕事のことのみならず，セルフケアについてもいろいろとメン太に教えてくれる心強い先輩です。

この本の使い方

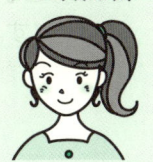

メン太の妹	メン太と少し歳の離れた大学生の妹。兄のメン太とは仲の良い兄妹ですが，ときどき喧嘩もします。
カウンセラー（筆者）	カウンセラーはメン太の気持ちや意見に真摯に答えます。もちろん，時には厳しいことを言うかもしれません。しかし，メン太との対話を通してセルフケアの大切さを伝えます。

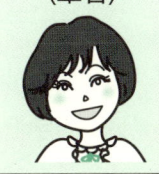

　ちなみに「メン太」は，メンタルヘルスの「メンタ」を取って主人公に命名しました。従って，この名前は特定の個人を指すわけではありません。

> それでは，あなたも主人公メン太になりきって，メンタルヘルスケアについて考えてみてください！

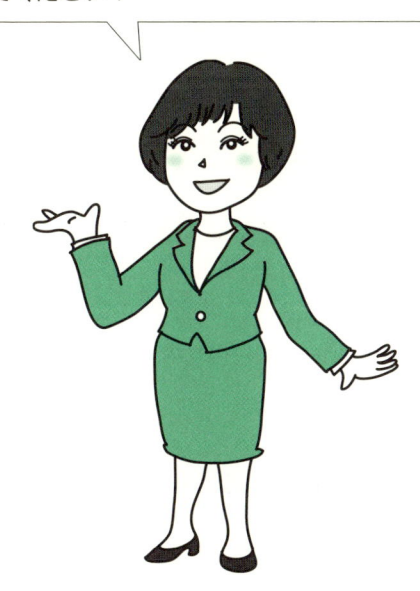

◆メン太の「あんなこと？こんなこと！」リスト（目次）◆

1st ステージ （15）
　① 相談するなんて嫌だなぁ・・・……………………………16

2nd ステージ （31）
　② 上司に言われたので相談室に来ているだけです ………32
　③ ストレスなんて,「心の持ちよう」じゃないの？………38

3rd ステージ＜前編＞ （49）
　④ 「ストレスの正体」って何？………………………………50

3rd ステージ＜後編＞ （65）
　⑤ 「自分を知る」ってどういうこと？………………………66

4th ステージ （81）
　⑥ 「肯定も否定もできない」気持ち…………………………82
　⑦ 先輩からのアドバイス……………………………………100

ファイナル ステージ＜前編＞ （107）
　⑧ 何気ないことにも大切な意味が詰まっている …………108
　⑨ 「悩む前に・・・」, という意味…………………………121

ファイナル ステージ＜後編＞ （125）
　⑩ 最終面談の行方は・・・…………………………………126
　⑪ 親愛なるメン太様　〜カウンセラーからの手紙〜……139

1st ステージ

1stステージで学ぶこと

● 学習すること ●

　ここではメンタルヘルスに関するさまざまな調査結果などについて出題されます。そこから，「なぜメンタルヘルスケアが必要なのか？」ということを見ていきます。

　また，企業でメンタルヘルスケアを行なう際の方針の立て方や，メンタルヘルス計画の進め方などについても考えていきます。これらのことは一見，「セルフケアではなくて，会社が考えることではないか？」と思いがちです。しかし，メンタルヘルスケアがどのように計画され，どのように進められるのが望ましいか？ということを知っておくことも大切です。

　もしあなたの会社でメンタルヘルス計画が推進されたとき，これらのことを知っておくと利用するときの心のハードルを下げる効果もあります！

学習のヒント

・このステージは初心者コースです。ここでは難解な問題はありません。

・しかし，心の健康に関わるさまざまな調査について知らないと不正解が続いてしまうかもしれません。

・調査については，「ノートdeクリア！」というコーナーにまとめてあります。これを参考に学習しましょう。

1st　ステージ

あんなこと?こんなこと! 1

> 相談するなんて嫌だなぁ…

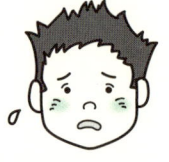

　ある日、メン太は社内の心の相談室に来室し、カウンセラーにこんな話をしました。
　「僕はメンタルヘルスなんて興味ないです。そんなの個人の心の持ちようの問題だし、それにストレスに負けるのは心が弱いから負けるんだと思うんです。」とメン太は言います。

> 心が弱いから
> ストレスに負けるんだ！

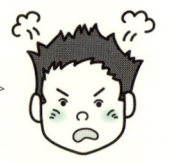

　相談事があるから相談室に来室したのかと思ったら、メン太は違うようです。更にメン太は続けます。
　「確かにストレスはあるけど、ストレス、ストレス、なんて言っていたら何もできないと思うんです。」
　メン太はこんな話をカウンセラーにしました。
　そこでカウンセラーはメン太に言いました。
　「メン太さん、相談室に来たくなかったのに、お越しくださったのですね。」

それに対し、メン太は、
　「上司に行ってこいと言われたから仕方なく…です。会社のメンタルヘルスケア計画の一環ですからね。」

　そうです。メン太は会社のお達しで仕方なく相談室に来室したというわけです。カウンセラーはメン太に言いました。
　「そうですね。本当にありがとうございます。」

するとメン太が、
　「僕は人に悩みを話すと、負けた気がして余計にダメになるような気がするんです。僕だけじゃなくて、皆、そう考えているんじゃないかと思います。」

あんなこと？こんなこと！1

> 悩みを話すと負けた気がする！

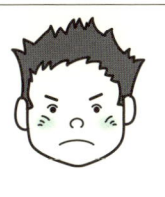

1st ステージ

なるほど。なるほど。
メン太はメンタルヘルスについてこのような意見を持っているようです。

では，そんなメン太の気持ちを考えつつ，皆さんはこのステージで出題される問題に答えてみましょう！ステージの最後に「メン太への手紙」にはどんなことが書かれているか？そんなことも想像しながら，問題に取り組んでみましょう！

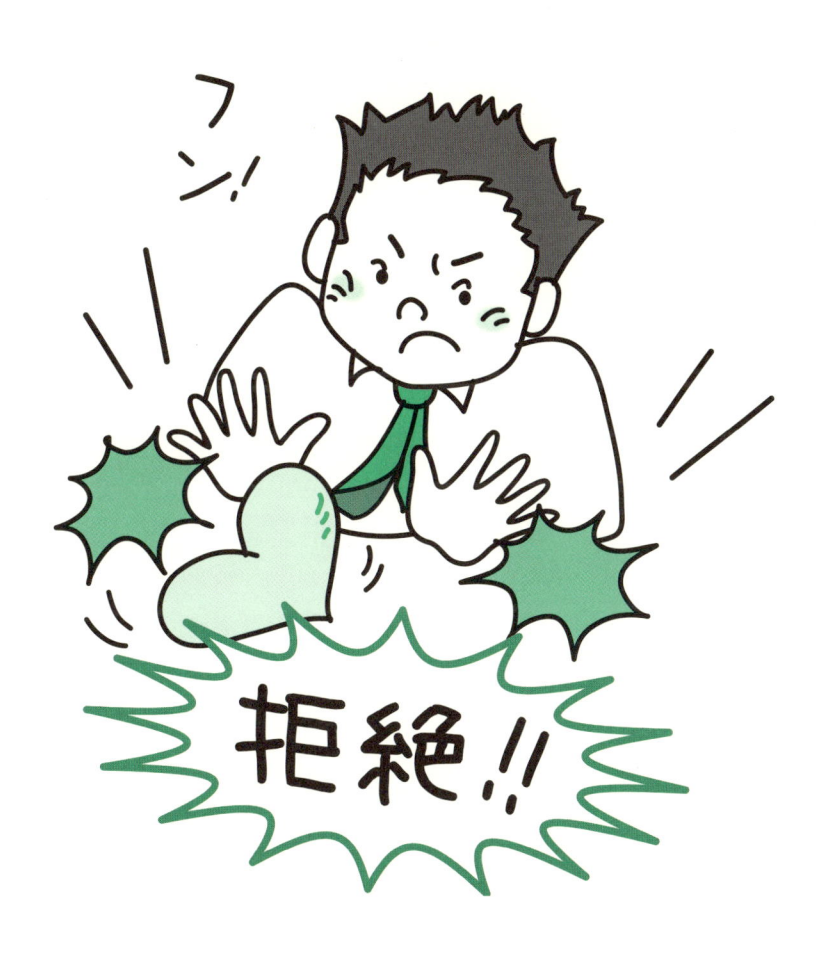

フン！

拒絶!!

— 17 —

LV：1

　厚生労働省が5年おきに実施している「労働者健康状況調査」の結果報告について，正しいものを一つ選びなさい。

① 「仕事や職業生活に関する強い不安，悩み，ストレスがある」と答えた労働者の割合は，50％以下となっている。
② 「仕事や職業生活に関する強い不安，悩み，ストレスがある」と答えた労働者を就業形態別で見ると，契約社員が61.8％，一般社員が56.2％，パートタイム労働者が40.3％となっている。
③ 悩みやストレスの原因として，男性では「仕事の質の問題」「職場の人間関係の問題」「仕事の質の問題」の順になっている。
④ 悩みやストレスの原因として，女性では「仕事への適性の問題」「仕事の量の問題」「仕事の質の問題」「職場の人間関係の問題」の順になっている。

解説

① 「仕事や職業生活に関する強い不安，悩み，ストレスがある」と答えた労働者の割合は，58.0％が正しい数値です。
② 選択肢文の契約社員と一般社員のパーセンテージの記述が逆です。一般社員61.8％，契約社員56.2％が正しい数値です。もちろん，契約社員という雇用形態でたくさんのストレスや悩みを抱えていらっしゃる方も多いと思いますが，この調査では一般社員の方々の方がパーセンテージが高くなっています。
③ 選択肢文のとおりです。
④ 女性の悩みやストレスの原因は，一番多いのが「職場の人間関係の問題」次いで「仕事の質の問題」「仕事の量の問題」「仕事への適性の問題」が高率となっています。

解答

解答は次ページの下欄にあります。

LV:2

2010年「職場におけるメンタルヘルスケア対策に関する調査」の結果について，誤っているものを一つ選びなさい。

① 調査の結果，60％以上の事業所で心の問題を有する労働者がいることが明らかになった。
② 心の問題を有する労働者がいると答えた事業所のうち，31.7％の事業所が3年前と比べてその数が増加したと答えている。
③ 雇用形態に関わらず過去1年間に心の問題で1ヶ月以上の休職，または退職した労働者がいた事業所は25.8％であった。
④ 心の健康問題はこれまで以上にわが国全体の取り組むべき課題であることから，がん，脳卒中，急性心筋梗塞，糖尿病に精神疾患を加えて「五大疾病」とする方針が打ち出された。

解説

① これは誤りです。60％以上ではなく，56.7％が正解です。
②〜④は正解です。問題文のとおり覚えておきましょう。

ワンポイントアドバイス

心の問題に関する調査は一つだけではありません。厚生労働省をはじめ，独立行政法人労働政策研究・研修機構など，さまざまな機関が調査を実施し，その報告をしています。調査の名称がいろいろとあり，混乱するかもしれませんが，「ノートdeクリア！」を参考に学習をしましょう。

解答

LV:1 ③

LV:3

　2010年「職場におけるメンタルヘルスケア対策に関する調査」の結果から心の問題が表れる原因について，正しいものを一つ選びなさい。
① 心の問題が表れる原因の半分は本人の性格の問題である。
② 心の問題が表れる原因のうち，職場の人間関係は問題の緩衝要因となっている。
③ 仕事量と負荷の増大は捉え方に個人差があるので，必ずしも心の問題の原因とはならない。
④ 心の問題が表れる原因のうち，31.7％は仕事の責任の増大である。

解説

① 誤りです。「本人の性格の問題」は，67.7％におよんでいます。
② 誤りです。職場の人間関係も心の問題が表れる原因の一つです。この調査ではその数値は58.4％となっています。
③ 誤りです。確かに負荷の捉え方には個人差があります。しかし仕事量と仕事の負荷の増大は心の問題の原因として，この調査では38.2％と報告されています。
④ この選択肢文は正しいです。このまま覚えるようにしましょう。

解答

LV:2 ①

LV：4

　自殺者数と心の健康問題への取組みについて誤っているものを一つ選びなさい。
① わが国の年間の自殺者数は1998年より急増し，2011年に至るまでの14年連続で2万人を超えている。
② 自殺者数の増加に伴い，2006年には「自殺対策基本法」が制定され，翌年には政府が「自殺総合対策大綱」をまとめた。
③ 2006年の「労働者の心の健康の保持増進のための指針」では，具体的な取組みを4つに分類し，その一つにセルフケアがある。
④ 独立行政法人労働政策研究・研修機構によると，メンタルヘルス対策に取り組んでいる事業場は50.4％と，これまでに比べて増加している。

解説

　②～④は選択肢文のとおりなので，このまま覚えるようにしましょう。
　選択肢文①は2万人ではなく，正しくは3万人です。こんなにもたくさんの方が自殺で亡くなっているのです。自殺をされる方が一人でも減るように，メンタルヘルスケアやセルフケアの習慣を身につけることはとても大切なことなのです。

ワンポイントアドバイス
LV：1からLV：4に挙げたメンタルヘルスに関するさまざまな調査結果について，あなたは知っていましたか？「知らなかった！」という方もいらっしゃると思います。そこで，次頁の「ノートdeクリア！」の中でそれらの調査結果を表などにまとめてみました。学習の参考にしてください！

1stステージ

解答
LV：3　④　　LV：4　①

ノート de クリア！

＜2007年「労働者健康状況調査」＞

☆ 「仕事や職業生活で強い不安，悩み，ストレスがある」労働者の割合は，58.0％。

☆ 就業形態別：

一般社員	61.8％
契約社員	56.2％
パートタイム労働者	40.3％

☆ 仕事や職業生活に関する強い不安，悩み，ストレスの原因

	男性	女性
第1位	仕事の質の問題	職場の人間関係
第2位	職場の人間関係	仕事の質の問題
第3位	仕事の量の問題	仕事の量の問題
第4位	会社の将来性	仕事への適性

※ 「仕事の質」とは，いわゆる仕事の難易度などのことです。例えば，とても簡単な仕事で誰でも代替えが利くような仕事であったり，やってもやらなくてもどちらでもいいような軽微な仕事は質が高い仕事とはいえません。逆に，自分の能力以上の高度な内容の仕事や難易度に関わらず自分の技能を活かせない仕事も質が高いとは感じられません。このようなことを，「仕事の質」の問題といいます。

☆ （上記調査の続き）悩みやストレスについて相談できる相手はいるか？
相談相手が「いる」と答えた　→　男性：87.4％／女性：93.1％

ノート de クリア！

＜相談相手＞

相談相手	男性	女性
家族・友人	81.4%	91.2%
上司・同僚	67.4%	62.8%

[独立行政法人労働政策研究・研修機構]
【2010年「職場におけるメンタルヘルスケア対策に関する調査」】

心の問題を有する労働者（正社員）	56.7%
上記のうち三年前と比べてその人数が増加したと答えたのは…	31.7%
過去一年間に心の健康問題で連続1ヶ月以上休職，または退職した労働者のいた事業所は…	25.8%

＜心の問題が表れる原因＞

本人の性格の問題	67.7%
職場の人間関係	58.4%
仕事量，負荷の増大	38.2%
仕事の責任の増大	31.7%

＜メンタルヘルス対策＞

何らかのメンタルヘルス対策に取り組んでいる事業所の割合
→ 50.4%

（2007年の調査では，33.6%だったため，およそ3年間でメンタルヘルス対策に取り組む事業所が増えた）

1st ステージ

<メンタルヘルス対策の内容>

労働者への教育研修・情報提供	41.7%
労働者からの相談窓口の整備	55.7%
管理監督者への教育研修・情報提供	51.0%

【自殺について】
◆自殺者は1998年に急増し，それ以降2011年に至るまで14年連続3万人を超える。
◆2012年の自殺者は，27,858人と3万人を下回る。
◆2012年の上記自殺者のうち，26.6%は被雇用者（勤め人）である。

◆2006年には，「自殺対策基本法」が制定。
◆2007年には，「自殺総合対策大綱」が策定。5年ごとに見直され2012年に改定。

LV：5

メンタルヘルスケアの方針と意義について誤っているものを一つ選びなさい。

① 組織のトップがメンタルヘルスケアに対して明確な意思を表明することは，従業員の自主的なメンタルヘルスの活動を妨げることになる。
② 従業員が働きやすい職場づくりを推進し，ストレスに関連するリスクを低減することは会社の発展及び，従業員の福利にとって，重要である。
③ メンタルヘルスケアの活動が管理監督者や従業員にとってどのように自分の評価に関連するのかを明確にすることが活動へのモチベーションを上げる。
④ 事業者がメンタルヘルスケアの重要性を明確にし，プライバシーに配慮しながらも職場全体を巻き込んで取り組んでいくことが望ましい。

解説

① この選択肢は誤りです。メンタルヘルスケアの活動は，組織のトップが明確な意思を従業員に周知することが求められます。この周知が不完全で，トップの意思やメンタルヘルスケアの活動を行なう意義が従業員に伝わっていないと，かえって従業員は活動に懐疑的になりせっかく開設した相談室などもうまく機能しないことがあります。メンタルヘルスケアの意義や活動の意味は，明確に従業員に伝えられなければ安心して利用することができませんね。
② この選択肢文は正しいです。働きやすい職場づくりは，従業員にとっても企業にとっても，プラスになります。
③ この選択肢文は正しいです。なぜメンタルヘルスケアに取り組むか，という理由が明らかであること，その活動と自分の評価がどう関係するのか分かっていること，が積極的に取り組む大切なカギとなるのです。
④ この選択肢文は正しいです。このまま覚えるようにしましょう。

解答

解答は次ページの下欄にあります。

1st ステージ

LV:6

　2006年3月厚生労働省から出された「労働者の心の健康の保持増進のための指針」における「心の健康づくり計画」で定める事項について正しいものを一つ選びなさい。

① 事業者は必要に応じてメンタルヘルスケアを推進する旨を表明すること。
② 労働者の健康情報の保護に関すること。
③ 心の健康づくり計画は一貫性が大切なため，途中で見直しはせず，計画当初のものを使い続けること。
④ メンタルヘルスケアの活動は，事業場外資源を利用するのではなく，できるだけ社内の人材を活用して行うこと。

解説

① 誤りです。「必要に応じて」ではなく，事業者がメンタルヘルスケアを積極的に推進する旨を表明することが求められています。
② この選択肢は正解です。プライバシーは守られなくてはなりません。
③ 誤りです。心の健康づくり計画は，定期的に実施状況の評価および計画の見直しを行なっていくことが求められています。
④ 誤りです。メンタルヘルスケアの実施に必要な人材は，社内でも事業場外資源でも，柔軟に活用することが大切です。

解答

LV:5 ①　LV:6 ②

メン太への手紙

　さて，皆さんは冒頭のメン太の話を聞いてどのように感じましたか？メン太に共感した方もいらっしゃれば，「メン太は間違っている！」と思った方もいらっしゃると思います。

　いずれにしても，ここで考えていただきたいのは「メン太の意見が正しいか？否か？」ということではなく，メン太のような気持ちを持った方がいらっしゃるという事実についてです。人に心の悩みを話すことを良いことだと思えない方は本当にたくさんいらっしゃいます。もちろん，良し悪しの観点ではなく，ご自身の意思で「話さない」方もいらっしゃいますし，「話したいけど，上手く話せない。だから話さない。」という方もいらっしゃいます。

　皆さんはいかがでしょうか？
　そこで，私はメン太にこんな手紙を書いて送りたいと思います。

親愛なるメン太様

　本日は相談室へ来てくださって，ありがとうございました。メン太さんの率直な気持ちを聴かせていただけて，よかったと思っています。

　メン太さんがおっしゃるように，ストレスや心の中の弱い自分について誰かに話してしまうと，力が抜けて負けてしまうような気がする，と感じていらっしゃる方は少なくないと思います。そしてそのような方々は，一度力が抜けてしまうと，それまで頑張ってきた「頑張る気持ち」も止まってしまうような気がする・・・，と考えていらっしゃるようです。確かに，頑張る気持ちが止まってしまったら，その後はどうなるのだろう？と不安な気持ちになってしまいますね。

　私はそんな方々やメン太さんのお気持ちを大切に考えたいと思っています。
　なので，今は誰かに相談する，誰かに何かを話す，という気持ちが無くても全く構いません！

1st ステージ

　ただ一つ，メン太さんに知っていていただきたいのは，世の中には心の問題で悩んでいる方々がたくさんいる，ということです。その方々はさまざまな方法でその問題を解決していらっしゃいます。実は「誰かに話す」ということもその解決策の一つなのです。

　そこでメン太さん，もしよろしければこれから私と一緒に，世の中にはどんな悩みを抱えている人がいて，どんな解決方法があるのかをゆっくり考えていきませんか？
　きっといろいろなことが見えてきて，興味深い発見もあると思いますよ！
　ぜひ，ご一緒に！
　次回のご来所をお待ちしております。

カウンセラーより

ちょっとひと休み

自分のペースを振り返る

　さて，皆さん！皆さんは自分の胸に手を当てて心の声を聞いてみたことがありますか？ありませんか？ある方もない方も，今ちょっと胸に手を当ててご自身の心の声に耳を傾けてみてください。あなたの心の声は何と言っていますか？

　「毎日が楽しい！」「充実した日々を過ごしている！」と言っていますか？それとも「疲れたなぁ〜」「ひと休みしたいなぁ〜」と言っていますか？
　心の声はどちらも大切な声です。ご存知かもしれませんが，人間は「嬉しい」「楽しい」といったワクワクした気持ちを持つことが心の健康には欠かせないのです。時には辛い仕事にもへこたれずに挑戦することができるのは，楽しい気持ちや嬉しい気持ちを感じることができるからなのです。

　それと同時に，「疲れた」「休みたい」という気持ちも実はとても大切です。社会へ出て働くと，こんな弱気な気持ちになってはいけない，と無理に頑張る方も多いようです。もちろん，頑張ることは大切です。人生において時にはがむしゃらに頑張ることがあってこそ，人は成長します。しかし，実は頑張りには良い頑張りとそうでない頑張りがあるのです。どんな頑張り方が良くないかと言うと，それは心の声に耳を傾けない頑張り方です。

　頑張って何かを成し遂げようとする時，成功する方は必ず自分の心に問い掛け，心と相談し，時には適度な休息を取って前に進んでいます。そのような緩急をつけた行動を取ることができれば，成功を収めることができます。自分の心に全く耳を傾けず，ただがむしゃらに走り続けると（時にはそれでも成功する方もいらっしゃいますが），たいていは途中で疲れて失速し目標を手放してしまいます。

　あなたに目標があるなら，そして「こうなりたい」という理想の自分像があるのなら，ぜひそれを成し遂げてもらいたいと思います。そのためにはご自身の心の声に耳を傾けることを忘れずに！「今，自分が何を感じているのか？」ということを大切にしてください。「楽しい」「嬉しい」「ワクワクする」のでしたら，思い切りそれを楽しむことが一番です。しかし，「疲れ

1st　ステージ

た」「ここで少し休んだ方がいいかな」と感じているのなら，無理をせず適度な休息を取ってから先へ進むことをお勧めします。

　いかがでしょう？一生走り続けることができる人間はいません。皆，どこかで歩いたり休んだりしながら前へ進んでいくのです。「緩急をつけること」を忘れずに，あなたが長く良い頑張りができることを祈っています。

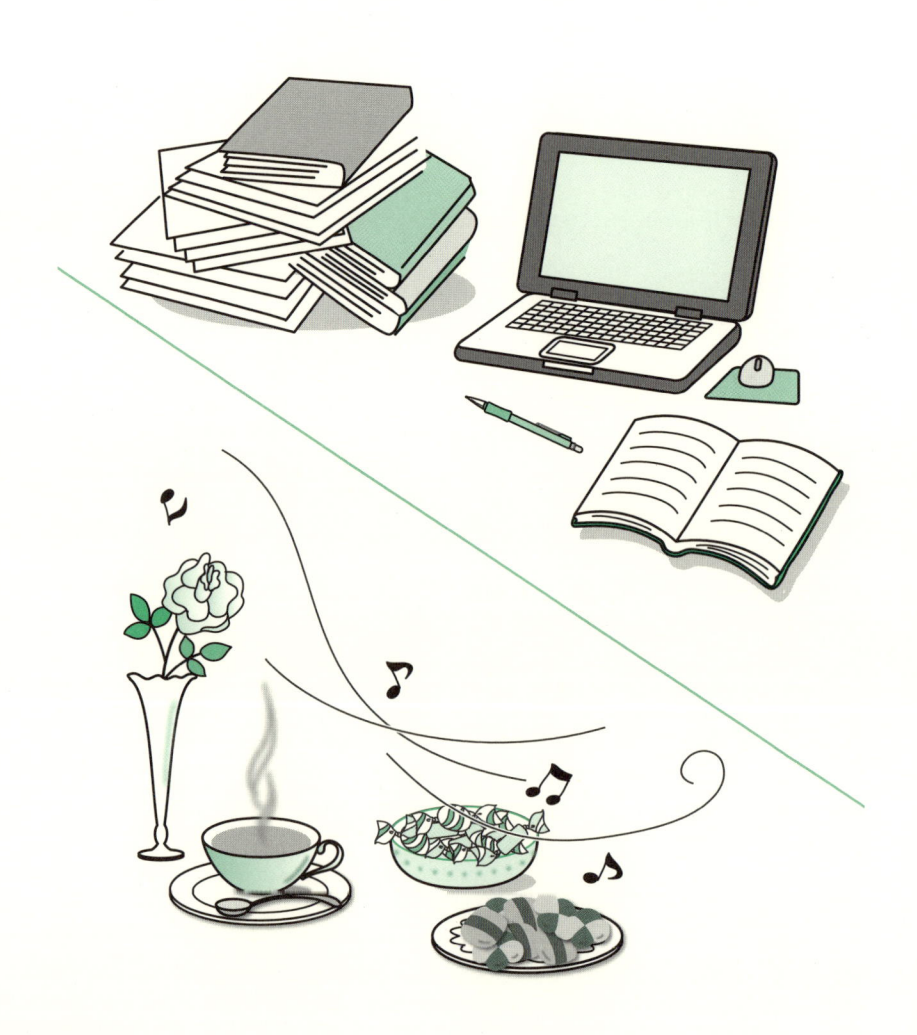

2 nd ステージ

2 nd ステージで学ぶこと

● 学習すること ●

　このステージで学習することは,「過重労働」についてと,ストレスがどのような影響を身体に与えるか？という「ストレスのメカニズム」です。

　まず,過重労働については,過重労働が及ぼす健康障害から始まり,過重労働防止にまつわる法律についての学習もあります。法律の学習は難しくありませんが,「労働安全衛生法」と「労働契約法」がこんがらがってしまわないように「ワンポイントアドバイス」などを参考に学習しましょう！

　ストレスのメカニズムについては,「ノート de クリア！」にそのフローを図示しました。図で覚えるようにしましょう！

　ここでの学習は「どうしてセルフケアが必要なのか？」を健康面からも法制面からも知ることができます！このステージでの学習により,セルフケアの大切さを再確認しましょう。

学習のヒント

・ストレスのメカニズムは図で覚える！
・覚える法律は2つ。「労働安全衛生法」と「労働契約法」を整理して覚える！
・安全配慮義務と自己保健義務について理解する！

あんなこと?こんなこと! 2

上司に言われたので相談室に来ているだけです

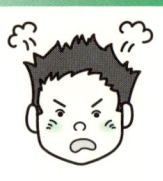

　あれから数日後，メン太は再び相談室を訪れました。会社のメンタルヘルス計画では，対象となった社員は，期間中に3回面談を受けないといけません。まだまだメンタルヘルスケアやセルフケアなどに抵抗感のあるメン太は，相談室に来るやいなや，
　「僕は別に相談したくて来ているわけじゃありませんから。前回から引き続き，会社のメンタルヘルスケア計画の一環で，協力しているだけです。」
と，カウンセラーに言いました。

　カウンセラーは前回の面談でメン太のこのような気持ちは聞いていました。カウンセラーはこのような気持ちでありながらも，真面目に相談室に来てくれるメン太を労わずにはいられません。
　「メン太さん，今日もよく来てくださいました！ありがとうございます！さあ，せっかくいらしていただいたのですから，何かお話をしましょう！ストレスや悩みの話じゃなくても構いませんよ！ざっくばらんにいきましょう！」

　そんなカウンセラーの言葉に，「何かメンタルヘルスに関わることを話さなくちゃいけないのか……」と思っていたメン太は少しホッとしました。そこで，
　「ストレスや悩みの話じゃなくてもいいんですか？」
と，カウンセラーに聞いてみました。

　「もちろんですよ！」カウンセラーは即答です。　　何でも
すると，メン太は少し考えてから，　　　　　　　　　いいですよ！
でも「相談室は悩みを話すところでしょう？」
と聞いてみました。

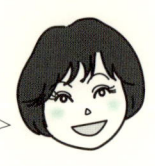

　なるほど！
　カウンセラーはこのメン太の質問で，メン太が「相談室＝悩みを話す」というイメージを強く持っていることに改めて気づきました。

「メン太さん，相談室はもちろん，心の悩みを話していただく場です。でも，必ずしも悩みを話さなくてはならない，というわけではありません。」
　カウンセラーは続けて話をします。
　「相談室に来所しても，全ての人が明確に自分の悩みを認識しているわけではないのです。そこで，日常の何気ない話や何となく自分が思ったこと，考えたことなどをとりとめもなくお話ししていただくことで，ストレスや心の状態の気づきが得られるのですよ。」

　「とりとめもない話から気づきを得る？」メン太にはピンときません。
　そこで，メン太は，
「そうなんですか？悩みがあるなら悩みをハッキリ話した方が解決が早いし，悩みがハッキリしないなら，きっと大したことはないのだから，相談するまでもないと思うけど……」

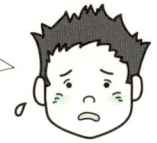

「悩みがハッキリしないのに相談なんて」

　なるほど，なるほど。
　メン太は「相談するならきちんと相談するべき」と考えているようです。
　カウンセラーはそんなメン太の真面目な姿にむしろ好感を持ちました。

　そこで，カウンセラーとメン太は一般的に相談室がどのように利用されているのか，相談室を利用するきっかけなどについて，話し合いました。

　1時間ほど経って，メン太の面談時間が終了し，相談室を出る時にちょうど同じ部署の先輩が面談を受けるために相談室へ入ってきました。
　「おうっ！メン太！面談終わったか？僕は今からだよ。後でなー！」と手を振って，楽しそうに相談室へ入っていきました。

　そんな先輩の姿を見送りながら，メン太は意外な気持ちでした。
　先輩は厳しい一面もありながら優しい人でもあります。とてもしっかりしていて優秀な先輩で，とても相談室に行くほどの相談事があるようには見えません。

　「でも先輩，何か楽しそうだったな。相談室に来るのを楽しみにしているみたいだ……。ヘンなの……。」
　メン太はそう思いました。

2 nd ステージ

　さぁ，メン太はメン太なりの相談に対する考え方があるようです。そして，メン太と同じような気持ちでいる方はきっとたくさんいらっしゃると思います。皆さんもメン太のような気持ちを大切にしながら心のケアについて学習を深めてみましょう！

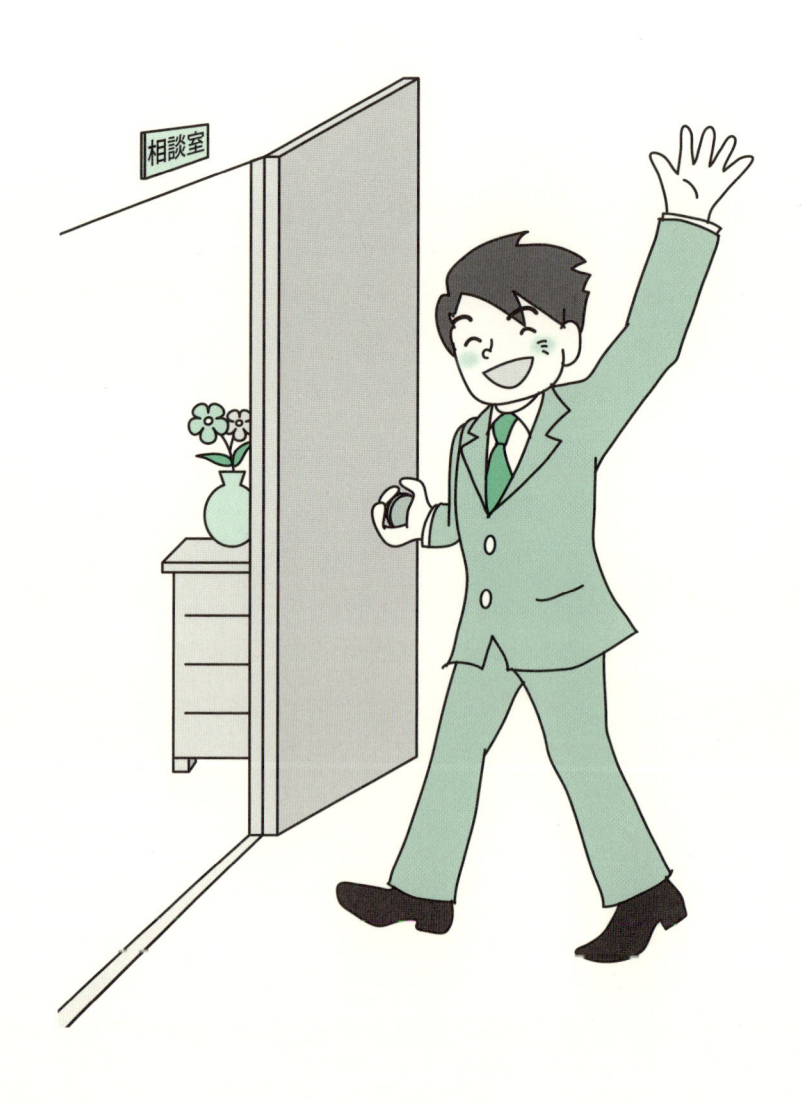

LV:7

過重労働の背景と労働者の健康状態について,正しいものを一つ選びなさい。

① 過重労働は常に景気に左右されるものであり,景気が上向けば過重労働は減少する。
② 年功序列の廃止と共に成果主義が導入され,労働者のモチベーションも上がり,過重労働は減少している。
③ 労働者の定期健康診断結果の有所見率は毎年上昇しており,52.7%に達している。
④ 労働者の定期健康診断で診られる所見は,高脂血症,高血圧,高血糖などであるが,これらは脳・心臓疾患とは関係がない。

解説

① 誤りです。確かに景気が悪くなると人員も削減されて業務過多になりますが,実は景気とは関係なく継続的に過重労働状態にある労働者はいるといわれています。
② 誤りです。年功序列の廃止に伴い,成果主義が導入され,期待されるレベルの成果を上げようと結果的に過重労働状態になる労働者が多くいます。
③ この選択肢は正しいです。このまま覚えましょう。
④ 誤りです。高脂血症,高血圧,高血糖は動脈硬化を促進する危険因子です。それらはいずれ脳・心臓疾患を引き起こす原因となるのです。

解答

解答は次ページの下欄にあります。

2nd ステージ

LV：8

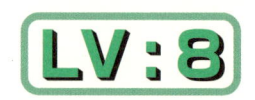

過重労働（長時間労働）が労働者の健康にどのような影響を与えるかについて，誤っているものを一つ選びなさい。

① 過重労働がどのようにして労働者の健康を害するのかは，科学的に因果関係が証明されているわけではない。
② 過重労働やストレスがあると，体内では副交感神経が活発になり，同時に内分泌系のアドレナリンやノルアドレナリンが分泌される。
③ アドレナリンやノルアドレナリンなどは，血圧を上昇させ血糖値を上げて代謝バランスを不安定にすることから，この状態が長期間続くと高血圧症などをまねくと考えられる。
④ ストレスが高くなると心理的にも気分のムラやイライラなどが高まり，それによって生活スタイルが不健康な状態（喫煙量・飲酒量の増加，食べ過ぎ，運動不足など）になる。

解説

① この選択肢文は正しいです。実は，過重労働（長時間労働）と健康悪化の因果関係は，科学的に証明されているわけではないのです。ではなぜ，「ストレスのメカニズム」というものが紹介されているのか？不思議に思ってしまいますね。
　では，『科学的な証明が無いのに，どうしてストレスのメカニズムが分かるの？』ということについて考えてみましょう！
　事実として，労働者の不健康な状態や健康診断結果に見られる異常所見などの背景に，過重労働やストレスがあり，それによって健康障害を引き起こしたと考えざるを得ないケースが数多くあります。そこで，過重労働やストレスがどのようなメカニズムで健康障害を引き起こすかについて，一般的に想定されたチャートがあります。それが「ストレスのメカニズム」なのです。
　ストレスのメカニズムについては，「ワンポイントアドバイス」と「ノート de クリア！」
② 文中の「副交感神経」が誤りで，正しくは「交感神経」です。過重労働やストレスにさらされると，体内では交感神経が活発になります。（交感神経とは昼間起きて活動している時に働く神経です。）それによって内分泌系のアドレナリンやノルアドレナリンが分泌されるのです。

解答

LV：7　③

LV：8

　ちなみに，副交感神経とは夜寝る時やリラックスしている時などに活動するものです。交感神経と副交感神経は同時には働かず，スイッチを切り替えるように，交互に働くことで体内の健康を維持します。
　つまり，交感神経のスイッチが入りっぱなしであるということは，活動し続けるモードに入りっぱなしであるということで，体を休めたり眠ったり，食事を消化させたりするモードにならない，すなわち「休めない」「体の疲れをとることができない」状態でもあるのです。

③　この選択肢文は正しいです。アドレナリンやノルアドレナリンは血圧を上昇させ，血糖値を上げて代謝のバランスを不安定にします。それによって高血圧症だけでなく，脂質異常症や糖尿病などをまねくと考えられています。

④　この選択肢文は正しいです。イライラや何かが鬱積した気持ちなどは，心を不安定にさせます。人によってはその心の不安定さを紛らわすために，お酒を飲んだりタバコを吸ったり，気を紛らわせるために夜遅く（場合によっては明け方まで）ゲームをしてしまったりします。それらのことから生活習慣やリズムが乱れ，生活スタイルそのものが不健康になってしまう方も少なくないようです。

> **ワンポイント アドバイス**　ストレスのメカニズムについては医学的用語が続き，難しいと感じる方も多いと思います！ここは難しい単語を一つひとつ覚えようとせず，「ノート de クリア！」で紹介するフローを参考に，メカニズムの流れを捉えるようにしましょう！

――――――――――― 解答 ―――――――――――

LV：8　②

2nd ステージ

あんなこと?こんなこと! 3

ストレスは「心の持ちよう」じゃないの?

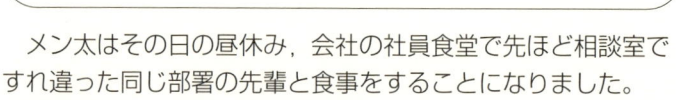

　メン太はその日の昼休み，会社の社員食堂で先ほど相談室ですれ違った同じ部署の先輩と食事をすることになりました。
　先輩はいつもどおり元気そうでニコニコして，メン太から見ると「仕事がデキる人！」という顔をしています。そんな先輩にメン太は勇気を出して聞いてみました。

　「先輩はさっき相談室に行っていましたけど，何か悩み事でもあるんですか？」
　それを聞いた先輩は思わず大笑い！
　「悩み事？！悩み事なんて何もないよ！」と答えました。

　メン太は「やっぱりな……」と思い，続けて聞いてみました。
　「じゃあ，先輩も会社のメンタルヘルスケア計画の一環で相談室に行っているんですね。あれって面倒くさいですよねー」

　すると先輩からは意外な答えが返ってきました。
　「僕は今回のメンタルヘルスケア計画の対象者には入っていないよ。でも相談室には以前から定期的に通っているんだ。」

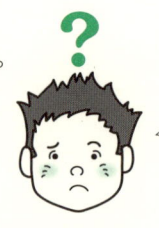

　メン太はびっくりしました！
　そういえば，メンタルヘルスケア計画は社員全員が一度に相談室への来所の対象になるわけではなく，年齢ごとに期間を分けて順番に実施されるようになっていました。メン太は20代，先輩は30代なので，先輩の年代はメン太達の次の期間に実施対象者となる予定です。

　しかし，対象者でもないのに自主的に相談に行くとは……。メン太は驚きのあまり黙ってしまいました。
　そんなメン太に先輩は言いました。

　「悩みがないから相談室に行ってはいけないわけじゃないだろう？むしろ，

悩む前に相談室に行って自分の気持ちや考えを整理することが大事なんだ。」
　先輩は笑ってこう話しました。

　「悩みが無いのに気持ちや考えを整理する？？？」メン太はますます「？？？」となってしまいました。

> 悩みがないのに気持ちを整理？

　そんなメン太の「？？？」となっている顔を見て，先輩は「自分の気持ちや考えについて再確認して，ついでに身体が疲れていないか？っていうことも振り返ることで，この先もずっといい働き方ができるんだぞ！」と言いました。

　メン太には先輩が何を言っているのか，まだきちんと理解できません……。
でも先輩はおかまいなしに続けます。

　「メン太，お前ストレスが人間の身体にどんな影響を与えるか知ってるか？」

　更にメン太の頭の中は「？？？」です。
ストレスが身体に影響を与える？？？？

　「ストレスなんて気の持ちようでなんとでもなるんじゃないんですか？心が弱いから身体の調子も悪くなった気がするだけじゃないんですか……？」
　メン太は聞いてみました。

　すると先輩は，大笑い！！
　「そうか！メン太，お前はそう思っているんだな！そうか！そうか！」
と，先輩は言います。

> ストレスにはメカニズムがあるらしいぞ！

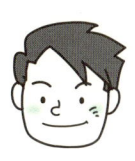

　そして，ひとしきり笑うと先輩は真面目な顔をして，
　「メン太，あのな。ストレスって実はメカニズムがあるらしいんだ……」
と話し始めました。

　さて，先輩はどんな話をしてくれたのでしょう？
　先輩の話の内容はきっと次の「ノートdeクリア！」のようなことに違いありません！図を見て，ストレスのメカニズムについて理解しましょう！

2 nd ステージ

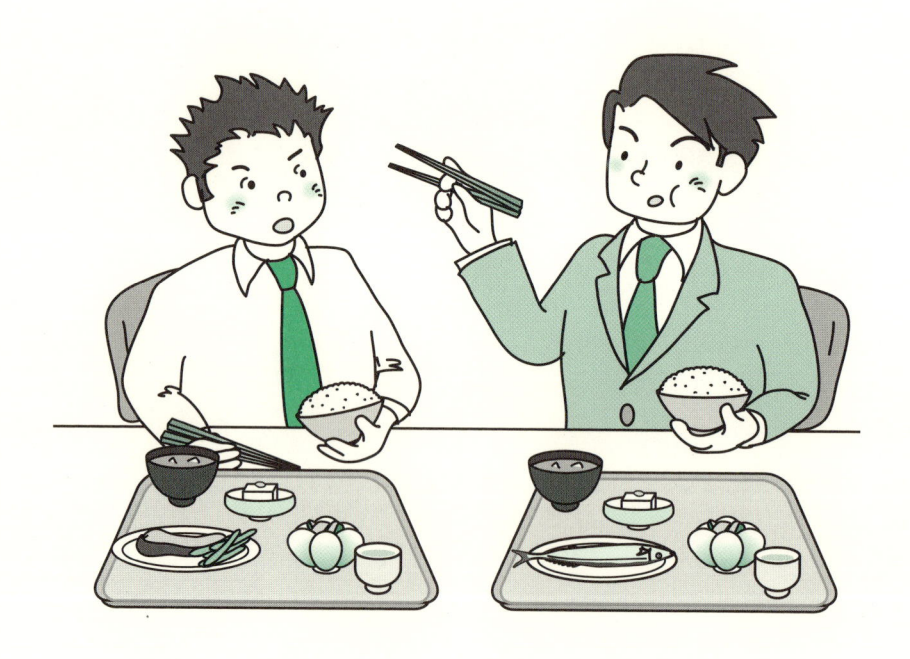

ノート de クリア！

☆ 過重労働（長時間労働）やストレスによる健康障害のメカニズムをフローにして紹介します。
☆ この一連の流れを理解しましょう。
☆ 難しい医学的用語はフローと併せて覚えるようにしましょう！

ストレスや過重労働（長時間労働）によるストレスのメカニズム

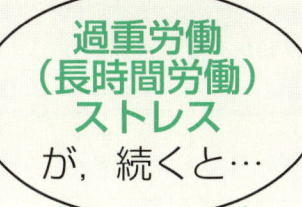

過重労働（長時間労働）ストレス が，続くと…

気持ちや生活習慣の面では…
＜生活習慣が不健康に変化＞
★喫煙の増加
★飲酒の増加
★高脂肪食の過剰摂取
★運動不足
など…
★気持ちも不安定になりやすい

あ～～！イライラする！
疲れた～！ちょっと一服しよう…

体内では…
＜アドレナリン・ノルアドレナリンなどが分泌されます＞
それにより・・・
★血圧が上昇
★脂質異常症（高脂血症など）
★血糖値の上昇など

交感神経スイッチON！

＜その結果＞
★高血圧
★動脈硬化
★心疾患
★糖尿病
などが引き起こされます。

2nd ステージ

LV：9

事業者による安全配慮義務について，正しいものを一つ選びなさい。

① 2008年3月施行の「労働安全衛生法」第5条において，安全配慮義務が明文化された。
② 2008年3月施行の「労働安全衛生法」で明文化された安全配慮義務は，これまでは法文としての成文化はされていなかったが，判例法理としては認められていた。
③ 安全配慮義務の及ぶ範囲は，最近では「労働に密接な関連を有する健康障害を起こさないように配慮する」と拡大解釈される傾向にある。
④ 職場で起こるメンタルヘルス不調の問題は，必ずしも労働と関連しているとは限らないので，安全配慮義務の範囲には入らない。

解説

① これは誤りです。「労働安全衛生法」ではなく，正しくは「労働契約法」です。2008年3月施行の労働契約法第5条において，安全配慮義務は明文化されました。
② 選択肢文①と同様，「労働安全衛生法」ではなく，「労働契約法」が正解です。文中にあるように，安全配慮義務は1975年の最高裁判所の判例を通して概念的に確定してはいましたが，法文としてはありませんでした。ですが，2008年3月の改正により，労働契約法において，安全配慮義務は明文化されたのです。
③ この選択肢文は正しいです。当初は安全配慮義務は「労働に直接起因すると思われる健康障害を起こさないように配慮する」というものでしたが，近年は，選択肢文のような解釈をされるようになりました。
④ 選択肢③のような流れに伴い，選択肢④の考え方は誤りになります。確かに，職場で起こるメンタルヘルス不調は，必ずしも仕事のみが原因とは限りません。しかし，近年，企業では，家庭での出来事なども加味して社員のメンタルヘルス不調の問題を考えています。

解答

解答は次ページの下欄にあります。

LV：10

労働者の自己保健義務について，誤っているものを一つ選びなさい。

① 労働契約法第4条では，労働者の責務として「労働者は労働災害を防止するために必要な事項を守るほか，事業者その他の関係者が実施する労働災害の防止に関する措置に協力するよう努めなければならない」とされている。
② 自己保健義務とは，健康診断で指摘された異常値に対して回復するように保健行動をとること，及び必要な医療を受けて体調の管理を整えることを指す。
③ 労働安全衛生法第66条によると，労働者には健康診断を受診する義務がある。
④ 労働者自身が自分の健康管理について主体的に取り組むことが自己保健義務である。

2nd ステージ

解説

① この選択肢文は誤りです。文中の法文は労働契約法ではなく「労働安全衛生法」です。労働安全衛生法第4条において，選択肢文の法文が書かれています。
② この選択肢文は正しいです。自己保健義務とはこのようなことを指します。健康診断の受診はもとより，メンタルヘルス不調で治療が必要な場合もこれに該当します。
　メンタルヘルス不調による医療機関の受診を躊躇してしまう労働者の方も少なくありません。しかし，風邪などと同じようにメンタルヘルス不調も早目の対処が大切です。体だけでなく，心の健康管理も労働者にとって大切な義務なのです。
　選択肢③と④も正しいです。この文のまま覚えるようにしましょう。

ワンポイントアドバイス

「労働安全衛生法」と「労働契約法」がこんがらがってしまいますね！
シンプルな覚え方を以下に紹介します。

☆　雇用主　→　安全配慮義務　→　労働契約法
☆　労働者　→　自己保健義務　→　労働安全衛生法

上記のようなまとまりで覚えてみましょう！

解答

LV：9　③

LV:11

　自己管理としてのストレスへの早期対処について，正しいものを一つ選びなさい。

① メンタルヘルス不調は精神的な分野であるが，その発症と状態は第三者に比較的分かり易いものである。
② 自力で解決できないストレスには，周囲の協力を得ることが望ましい。
③ 深夜業などの特定業務に常時従事する労働者に対しては3ヶ月以内ごとに1回の健康診断を実施することが義務づけられている。
④ 労働者にとって健診機会は体調不良を早期に発見する手段としては有効だが，メンタルヘルス不調を見つけることは難しい。

解説

① 誤りです。メンタルヘルス不調は精神的なものであるので，その発症と状態は第三者にはわかり難いものです。
② 選択肢文のとおりです！ストレスへの対処はセルフケアを通して自分で行なうことが大切ですが，中には自分自身ではどうにもならないものもあると思います。そのような時は職場の同僚・上司，友人，カウンセラーなどに何らかの協力を求めることが問題解決への近道になりますよ！
③ 誤りです。3ヶ月以内ではなく，6ヶ月以内に1回の健康診断の実施が義務づけられています。
④ 誤りです。確かにメンタルヘルス不調を見つけることは難しいといわれていますが，定期健康診断の機会に身体の不調を相談することで心の問題に気づいたり，産業医や保健師と話をすることで不調に気づいたりすることもあるのです。

解答

LV:10 ① 　LV:11 ②

メン太への手紙

　さて，皆さんはここまでのメン太の考えや先輩との話を聞いてどのように感じましたか？

　このステージでも，やはりメン太にとても共感を覚えてしまうかたもたくさんいると思います！実際の相談室に訪れる方の中にも，メン太のように会社のメンタルヘルス計画の一環で仕方なく来所される方や，上司に勧められてしぶしぶ来所される方もいらっしゃいます。

　しかし，近年は「悩みがあるから相談に来る」という人ばかりでもないことも事実です。メン太の先輩のように「悩む前に相談する」という予防的な意味で相談室を利用される方が増えています。それは今もこれからもずっと健康で安定的に働くための自己メンテナンスのようなものです。

　そんな利用の仕方についても，いつかメン太と話し合えるといいな〜，と思いながら，カウンセラーは今回，メン太に以下のような手紙を書きました。

　親愛なるメン太様
　今日は前回に引き続き，相談室に来所してくださってありがとうございました。
　メン太さんが「相談するならきちんと相談するべき」と，おっしゃったことを思い出し，真面目な性格でいらっしゃるのだなー，と感心致しました。

　もちろん，悩みがあったらいつでもお話に来ていただけるのが相談室の役割です。
　でも，実は相談室の役割はそれだけじゃないのですよ。
　悩みが無くても相談室を利用している方はたくさんいらっしゃいます。

2 nd　ステージ

「悩みが無いのに何をしに来ているの？」と疑問に思ってしまうかもしれません。

そこで，これから相談室の健康的な利用の仕方について，少しずつお話しができたら……，と思っています。
　またぜひ，気楽な気持ちで相談室にお越しくださいね！
　お待ちしています。

カウンセラーより

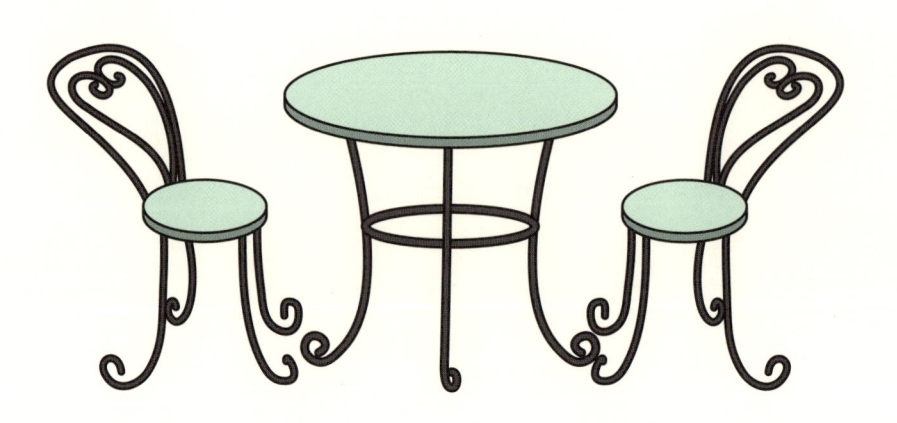

ちょっとひと休み

「気づく」ということ

　皆さんはメン太のように相談室に行って，カウンセラーに何か相談事をしたことがありますか？一昔前に比べて今は企業内でのメンタルヘルスケア活動も盛んになり，悩み事や仕事の仕方などについて，早めの相談を試みる方も少なくありません。それでもまだまだ日本ではカウンセリングに対する抵抗感も根強く，ストレスを一人で抱えて頑張り続ける方も大勢いらっしゃいます。

　もし悩み事があるのなら，できれば専門家に相談して解決策を一緒に探すという作業をしていただきたいと思います。それが早い段階であればあるほど，解決策も容易に見つけることができます。悩んで悩んで「もうどうすることもできない！」という状態になってしまってからでは解決に時間がかかったり，場合によってはご自身の健康を害してしまっていることがあります。

　そして，実は専門家に相談することと同じくらい大切なことは，自分がさらされているストレスに「気づく」ということです。改めて「ストレスに気づきましょう」なんて言われると「当り前だ！」とか，「気づかない人なんているの？」と思ってしまうかもしれません。

　実は，「ストレスに気づかない」ことは珍しいことではありません。「まさか？！」と思われるでしょう。自分自身のことは自分が一番よく知っている！と多くの方が考えていらっしゃるとは思いますが，ストレスに関してはそれが慢性化すると「何がストレスなのか？」が分からなくなってしまうことがあるのです。

　その一例で，日本人の勤労者によくある考えが「自分の仕事なんて○○さんに比べたら大したことないからストレスとは言えない」とか，「自分なんてそんなに大した仕事をしているわけじゃないから，ストレスなんて言っちゃいけない」というものです。

　いかがでしょう？皆さんの中にもこのような考えで，本当は辛いのに随分と我慢をした経験がある方がいらっしゃるのではないでしょうか？

　ストレスは人それぞれによって感じ方や身体への影響の出方が異なります。従って，自分なりのケアの仕方や，具合が悪くなる時のパターンなどを認識しておかないといけません。周囲の誰かと比べて……というのはちょっとおススメできません。

2nd ステージ

2nd ステージ

　あなたのストレスはあなたにしか分かりません。ですから，自分の心と身体に目を向け，耳を傾ける習慣を身につけましょう。それがセルフケアです！
　そして，セルフケアの第1歩はまず，「気づく」ことなのです！気づけば次に「何をするべきか？」がおのずと見えてきます！

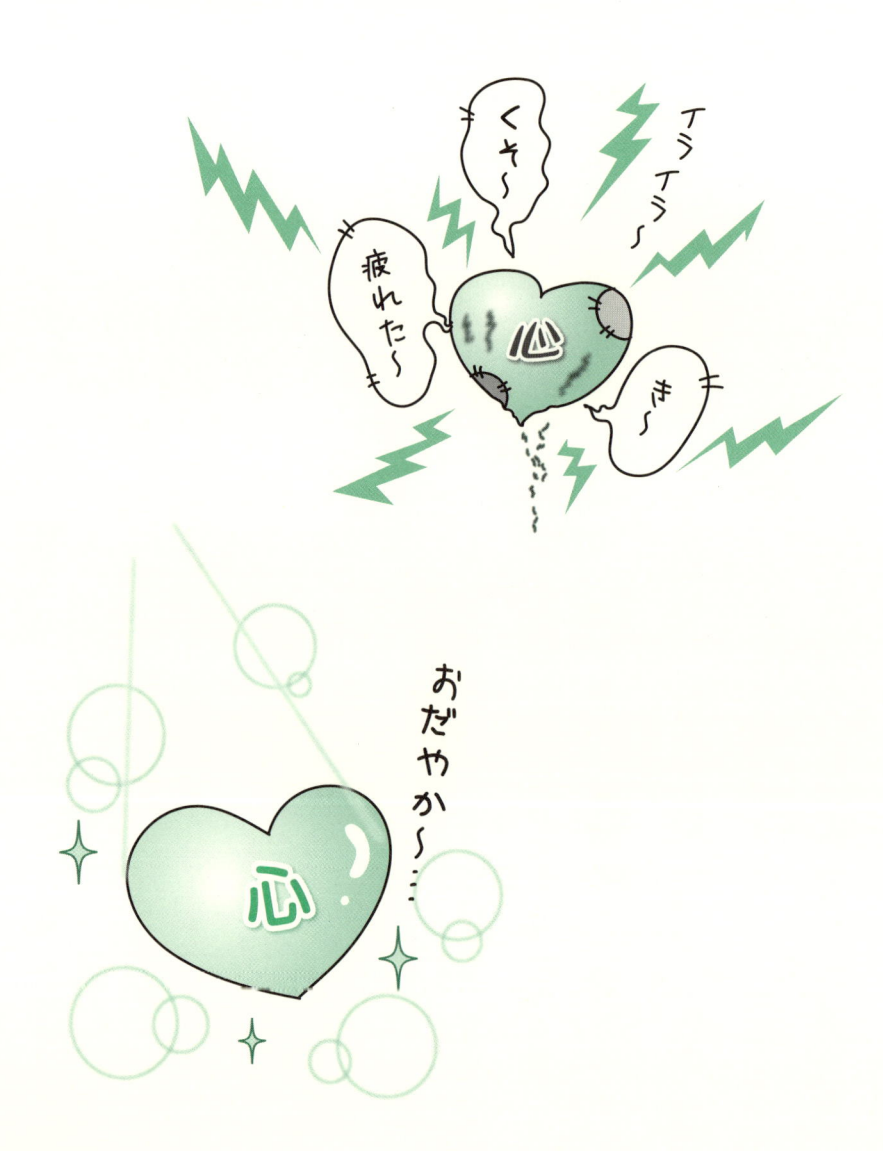

3rd ステージ＜前編＞

3rdステージ＜前編＞で学ぶこと

● 学習すること ●

　このステージでは，ストレスの気づきから始まって，ストレスが高まる条件はどういうものか？などを学びます。途中，厚労省の「心理的負荷による精神障害等に係る業務上外の判断指針」という長い名前の指針が出てきます。これについては，「ノートdeクリア！」で説明しますので，チェックしておいてください。

　その他，ストレスへの対処（ストレスコーピング）や社会再適応評価尺度，というものも出てきます。

　いずれも日常生活での馴染みは無いでしょうが，知っておくとセルフケアの参考になるものばかりです。「ワンポイントアドバイス」や，「ノートdeクリア！」などを参考にこれらのことへの理解を深めましょう。

学習のヒント

　このステージでは，以下のキーワードを習得するようにしましょう！
・ストレスへの気づき
・ストレスとなるリスク要因
・心理的負荷による精神障害等にかかる業務上外の判断指針
・ストレスコーピング
・社会再適応評価尺度

3 rd　ステージ＜前編＞

あんなこと？こんなこと！4

ストレスの正体って何？

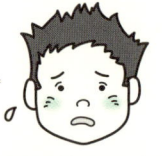

　メン太は食事を済ませ，先輩と午後の就業時間開始まで休憩室でコーヒーを飲むことにしました。
　1杯70円という社員価格の美味しいコーヒーは，ちょっとしたブレイクにはもってこいです。

　コーヒーを飲みながら先輩が言いました。
　「ところでメン太，お前はストレスの正体を知っているか？」

（メン太！ストレスの正体知ってるか？）

「はあっ？！ストレスの正体ですか？！」
　メン太はその質問に思わず目を白黒させてしまいました。
　ストレスの正体？なんだ，それ？

　メン太は気を取り直して，聞いてみました。
　「ストレスに正体なんてあるんですか？先輩は見たことがあるんですか？」

　すると先輩は，「ないよ」とあっさり…。

（なんだ……。）
　メン太は「ストレスの正体」なんて見たことがないし，もし見られるのなら見てみたいと思ったりもしたので，先輩の答えにちょっとガッカリしてしまいました。

　ところが先輩は続けて言いました。
　「ストレスの原因はいろいろあるからなー。人によっても感じ方が違うし。何がストレスの原因か？は明確には分からないらしいんだ」

　さらに続けて……
　「だけど，ストレスの原因となり得るものの項目とかは，どうやら研究されていて，リストアップとかもされてるみたいだぞ」

ストレスの原因のリストアップ？？？？
「それ，見てみたいです」
と，メン太は思わず口にしてしまいました。

　ストレスの正体……。ストレスのリスト……。
　これまでメン太には見えてこなかったものが，今まさに見えようとしています。
　メン太はそれらにとても興味がわいてきました。
　まるで，遊園地のお化け屋敷を覗くような気持ちです。

　先輩は，「おお！そうか！じゃぁ，見られるぞ！」と答え，「あのな……」とストレスの正体やリストについて話はじめました。

　さぁ！先輩の話してくれるストレスの正体やリストを探して，あなたも次なる学習にすすみましょう！

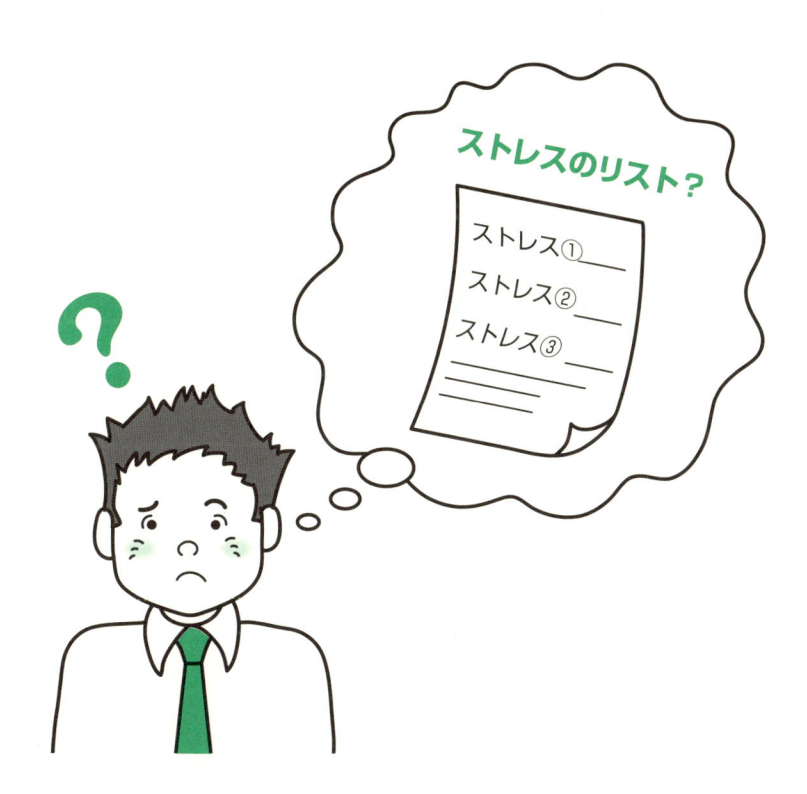

3rd ステージ〈前編〉

LV：12

　ストレスへの気づきについて，誤っているものを一つ選びなさい。
① ストレスを予防したり，軽減するために第一に大切なのは，ストレスに気づくことである。
② ストレスへの気づきは，自分自身で気づく場合と，他人から指摘されたりテレビや雑誌などの情報で気づくこともある。
③ 仕事上と仕事外でストレスの要因となり得る問題を整理することは大切だが，必ずしもそれがストレス防止や軽減に繋がるわけではない。
④ ストレスとなる可能性のあるリスク要因や，ストレスによって起こる異変などは早期のストレスへの気づきに有効である。

解説

① この選択肢文は正しいです。2ndステージの「ちょっとひと休み」のコーナーでもご紹介しましたが，ストレスへの対処に大切なのはまず「気づく」ことです。
② この選択肢文は正しいです。ストレスに気づくきっかけはさまざまです。自分自身で「最近，どうもおかしいなぁ……」と変調に気づくこともあれば，周囲の人から「最近ちょっと疲れ気味じゃない？」などと指摘されることもあります。また最近はテレビや雑誌などでもストレスの情報が取り上げられていることが多くあります。それらを見て，「もしかして自分に当てはまるかも……」と気づくこともありますね！
③ この選択肢文は誤りです。仕事上と仕事外で，ストレスとなりそうな要因をあらかじめ見直して整理しておくことはストレス防止や軽減にとても役立ちます。自分にはどんなことがストレスなのか？どう対処すればストレスを軽減できるのか？ということを日常生活の中で考えておくことはセルフケアにはとても大切なことなのです。
④ この選択肢文は正しいです。選択肢③と同様，ストレスとなる要因をあらかじめ整理しておくこと，また，もし自分がストレスにさらされた場合，どのような異変が心や身体に現れるのか？を再確認しておくことはとても大切です。

解答

解答は次ページの下欄にあります。

LV：13

　労働者が受けるストレスの注意すべき状態について，誤っているものを一つ選びなさい。

① 仕事で要求される度合いが小さく，自由裁量の度合いが大きく，社会的支援（ソーシャルサポート）が得られない場合に最もストレスが高くなるといわれている。
② 仕事上のストレスは，特に「思うようにならない」という低コントロールの状態が注意するべきリスク要因といえる。
③ 仕事のストレスは，労働者が所属する組織の健全な経営という観点も重要である。
④ 強いストレスは労働者のモチベーションを下げ，そのことが組織の市場における競争力の低下につながる。

解説

① この選択肢文は誤りです。正しくは，
「仕事で要求される度合いが大きく，自由裁量の度合いが小さく，社会的支援（ソーシャルサポート）が得られない」
という状態がストレスが高い状態と言われています。これをストレスモデルといいます。覚え方は，「ノート de クリア！」で図示します！
② この選択肢文は正しいです。上述した選択肢①の解説の状態は，「思うようにならない」という状態であるといえます。このような低コントロール（コントロールができない，もしくはコントロールし難い）状態は，ストレスが大きく労働者への負荷が高いといえます。
③ この選択肢文は正しいです。
④ この選択肢文は正しいです。選択肢③と併せて健全な経営と労働者の関係をフローで説明します。

・不健全な経営の下で働いていると，労働者への負荷は大きくなります。
　　↓
・すると疲労が溜まったり，モチベーションが下がります。
　　↓
・そのような状態で働き続けると，おのずと組織の士気も市場における競争力も低下します。

3rd ステージ〈前編〉

解答

LV：12　③

3 rd　ステージ＜前編＞

　　↓
・企業の競争力が低下すれば，更に経営が悪化します。
　　↓
・経営が悪化すると，更に労働者に負担がかかります。

　以上のように，労働者の所属先が健全な経営がなされていないと悪循環が起こり，ますます経営悪化が進み，労働者のモチベーションも低下する……，という負のスパイラルに入ってしまうのです。そのため，企業の健全な経営状態というのは労働者にとってもとても大切となるわけです。

解答

LV:13 ①

ノート de クリア！

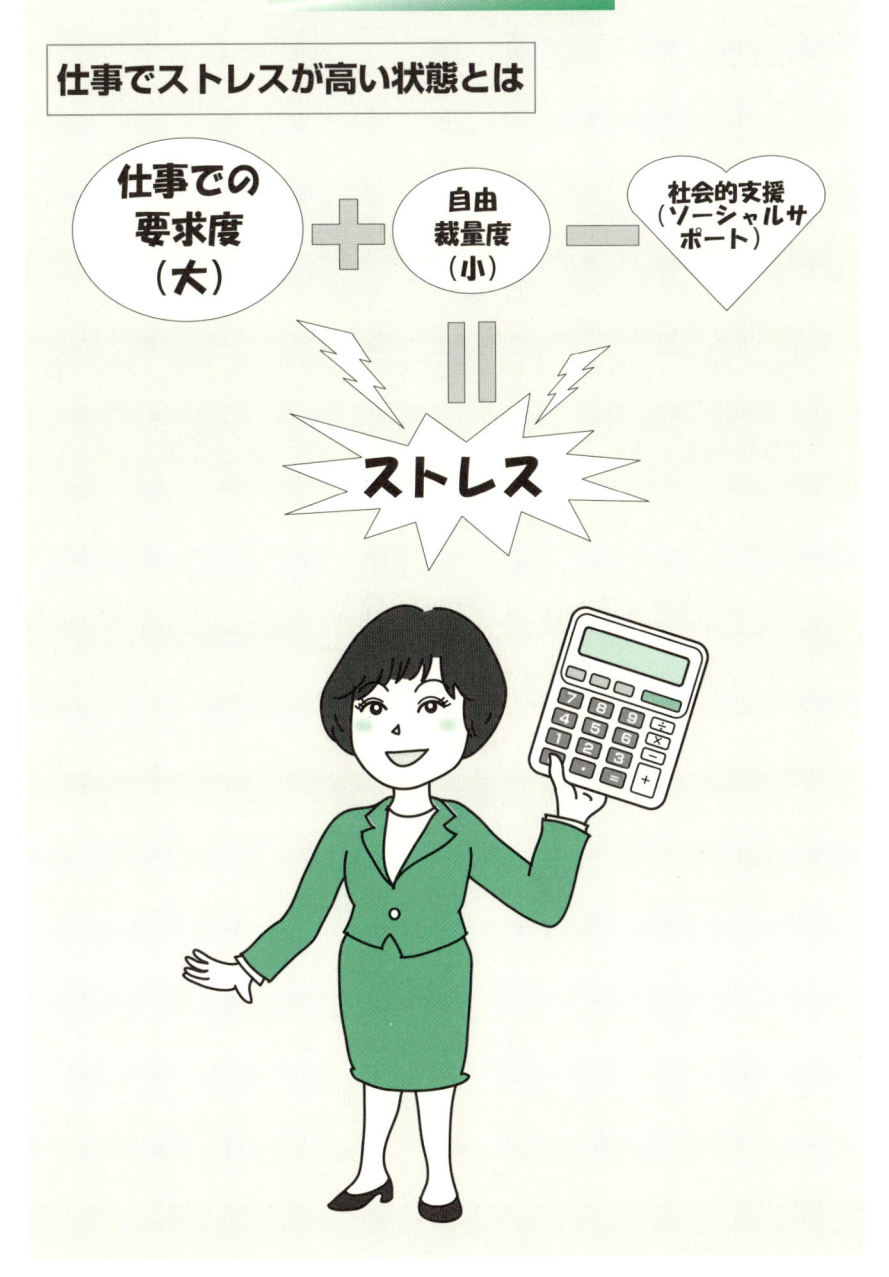

仕事でストレスが高い状態とは

仕事での要求度（大） ＋ 自由裁量度（小） － 社会的支援（ソーシャルサポート）

＝ ストレス

3rd ステージ〈前編〉

LV：14

「心理的負荷による精神障害等にかかる業務上外の判断指針」について，正しいものを一つ選びなさい。

① 「心理的負荷による精神障害等にかかる業務上外の判断指針」によると，職場において心理的負荷となる出来事が大きく3つに分けて類型されている。
② 「心理的負荷による精神障害等にかかる業務上外の判断指針」の表に示される項目の欄に「☆」を付けて分けられており，最も強い強度はⅠで，Ⅱ→Ⅲの順に負荷が弱くなっている。
③ 「心理的負荷による精神障害等にかかる業務上外の判断指針」によると，重度の病気や怪我は直接業務には関係ないので，判定外になっている。
④ 心理的負荷は労働者一人ひとりによって異なるので，「心理的負荷による精神障害等にかかる業務上外の判断指針」の出来事の評価は必ずしも適切でない可能性がある。

解説

この問題は少し難しかったかもしれませんね！以下の解説や「ワンポイントアドバイス」「ノートdeクリア！」などを参考に，学習をしてください！

※ 注：「心理的負荷による精神障害等にかかる業務上外の判断指針」は以下の解説の文中では「指針」と略して記載します。

① この選択肢文は誤りです。「指針」は3つに分けられているのではなく，6つの類型に分けられています。指針を抜粋した表は「ノートdeクリア！」を参考にしてください。
② この選択肢文は誤りです。「指針」は一覧表になっていて，文中にあるように負荷の強度は「☆」を付けて分類されています。しかし，一番強いのはⅢで，次いでⅡ→Ⅰと弱くなっています。
③ この選択肢文は誤りです。重度の病気や怪我も指針の項目に入っていま

心理的負荷の強度		
Ⅰ	Ⅱ	Ⅲ
(弱)	(中)	(強)

解答

解答は次ページの下欄にあります。

LV:14

す。ちなみに，指針で判定される「重度の病気や怪我」の心理的負荷の強度はⅢの「強」です。
④ この選択肢は正しいです。指針では，細かく判定が示されていますが，やはりストレスや心理的負荷の感じ方は人それぞれです。指針はあくまでも参考にして，あとはケースバイケースで考えなくてはなりません。

> **ワンポイントアドバイス**
>
> 「心理的負荷による精神障害等にかかる業務上外の判断指針」って何？
>
> 　1999年に厚生労働省（当時は労働省）が自殺を含む精神障害の労災認定基準を見直しました。それがこの判断指針です。この判断指針はその後，2009年に一部改正されました。この指針では業務による心理的負荷と業務以外の心理的負荷の強度を評価する手順などが示されています。

3rd ステージ〈前編〉

解答

LV:14 ④

ノート de クリア！

心理的負荷による精神障害等に係る業務上外の判断指針

以下に同指針の項目をいくつか抜粋した表をご紹介します。学習の参考にしてください。

＜抜粋＞

出来事の類型	具体的出来事	心理的負荷の強度 Ⅰ（弱）	Ⅱ（中）	Ⅲ（強）
① 事故や災害の体験	重度な病気や怪我をした			☆
	悲惨な事故や災害の体験（目撃）をした		☆	
② 仕事の失敗，過重な責任の発生等	会社の経営に影響するなどの重大な仕事上のミスをした			☆
	違法行為を強要された		☆	
	達成困難なノルマが課された		☆	
	大きな説明会や公式の場での発表を強いられた	☆		
③ 仕事の量・質	１ヶ月に80時間以上の時間外労働を行った		☆	
	２週間以上にわたって連続勤務を行った		☆	
④ 役割・地位の変化等	退職を強要された			☆
	非正規社員であるとの理由等により，仕事上の差別，不利益な取り扱いを受けた		☆	
	早期退職者制度の対象となった	☆		
	転勤／配置転換があった		☆	
	複数名で担当していた業務を一人で担当するようになった		☆	
	部下が減った	☆		

⑤ 対人関係	ひどい嫌がらせ，いじめ，又は暴行を受けた			☆
	上司／部下とのトラブル		☆	
	同僚とのトラブル		☆	
⑥ セクシャルハラスメント	セクシャルハラスメントを受けた		☆	

※上記の表は項目を抜粋したものです。詳細については公式テキストなどで確認をしましょう！

LV：15

ストレスコーピングについて，誤っているものを一つ選びなさい。
① ストレスに対するコーピング（coping）は数多くあるが，大きくは2種類に分けることができる。
② ストレスに対処するための行動をコーピングといい，これをすることでストレスを全く感じることなく日常生活を送ることができる。
③ ストレス要因に対するコーピングとして，誤った思い込みを正すこともストレス要因発生の阻止に有効である。
④ ストレス反応に対するコーピングとして，ヨガや香りを楽しむアロマテラピーが有名であるが，筋肉をリラックスさせる漸進的筋弛緩法や自律訓練法もよく使われる。

解説

① この選択肢は正しいです。③と④でも触れますが，コーピングはストレス要因に対処する問題焦点型コーピングと，ストレス反応に対する情動焦点型コーピングの2種類に分けられます。
② 誤りです。「ストレスを全く感じることなく」というところが誤りです。全く感じなくなるわけではありません。コーピングはストレス反応の発生を抑えたり，反応の程度を軽減したりすることを目指した行動のことです。

③と④はどちらも正しいです。このまま覚えるようにしましょう。

解答

解答は次ページの下欄にあります。

LV:16

仕事以外でのストレスについて，正しいものを一つ選びなさい。

① 近年はワーク・ライフ・バランスという考え方に基づき，仕事と家庭の調和が健康に大きく影響を与えるといわれている。
② 1960年代にアメリカのHolmesらは「社会再適応評価尺度」を作成し，その中は30項目がリストになっている。
③ Holmesらの「社会再適応評価尺度」によると，最もストレス値が高いものは夫婦の離婚である。
④ Holmesらの研究によると，過去3年間に「社会再適応評価尺度」のチェックリストにあるライフイベントを複数経験すると何らかの疾患を発症するといわれている。

解説

① この選択肢文は正しいです。近年，ワーク・ライフ・バランスの考え方が浸透し，仕事と家庭の両立を図ることで，心身のバランスを維持し健康にも良い影響を与えるといわれています。
② この選択肢文は誤りです。30項目ではなく，正解は全部で43項目です。
③ この選択肢文は誤りです。Holmesらの「社会再適応評価尺度」では，ストレス値が最も高いライフイベントは，「配偶者の死」となっています。ちなみに，離婚は第2位です。
④ この選択肢文は誤りです。Holmesらの「社会再適応評価尺度」の研究では，ライフイベントと疾患の関係性をもう少し詳しく述べています。期間は3年間ではなく，1年間が正しいです。では，その値の出し方については，「ノートdeクリア！」で詳しく説明します。

> **ワンポイントアドバイス**
>
> **ライフイベントって何？**
> 「ライフイベント」とは，人生において経験する出来事のことを指しています。Holmesらの「社会再適応評価尺度」では，ライフイベントとして特に人生や日常を大きく変えることになる出来事が43項目挙げられています。またこのライフイベントには「ストレス値」が示されており，経験したライフイベントの回数とストレス値をかけた合計点数と何らかの疾患の発症との関係性を見ています。

3rd ステージ〈前編〉

解答

LV:15 ② LV:16 ①

ノート de クリア！

「社会再適応評価尺度」によるストレスの計算の仕方

　右のページの「社会再適応評価尺度」の表(抜粋)を見ながら，次のA)，B)に従って，あなたのストレス値を計算してみましょう。

A)　過去1年間を振り返って，チェックリストにあるライフイベントを経験した回数を数えましょう。

B)　次に，表に書かれている経験したライフイベントの「ストレス値」を①で数えた回数に掛け合わせましょう。

＜例えば……＞

　あなたが過去1年間で，入院を伴うようなケガを3回繰り返したとします。

　ライフイベントで，ケガや病気のストレス値は53点です。

つまり，

$$3回 \times 53点 = \boxed{159点}$$

と，なります。

　そして，この研究では算出された点数によって，何らかの疾患を発症するパーセンテージで示しています。その表が以下のものです↓

点数	何らかの疾患を発症するパーセンテージ
150〜199点	37%
200〜299点	51%
300点以上	79%

　あなたの結果はいかがでしたか？「社会再適応評価尺度」のライフイベント表のうち，第1位から第10位までを以下にご紹介します。

<「社会再適応評価尺度」>（抜粋）

順位	出来事	ストレス値
第1位	配偶者の死	100
第2位	離婚	73
第3位	夫婦の別居	65
第4位	留置所などへの拘留	63
第5位	家族の死	63
第6位	ケガや病気	53
第7位	結婚	50
第8位	失業	47
第9位	夫婦の和解	45
第10位	退職	45

3rd ステージ〈前編〉

　このライフイベント表をよく見ると,「おや？」と不思議に思ってしまうかもしれませんね。第7位の「結婚」は喜ばしいことなので，ストレスにはならないのでは？と考える方もいらっしゃると思います。確かに結婚はとても喜ばしいことですが，互いにそれまでの生活習慣が変わるので，ストレスもかかるといわれています。
　もっと詳しくこのライフイベント表を知りたい方は，公式テキストで確認してくださいね！

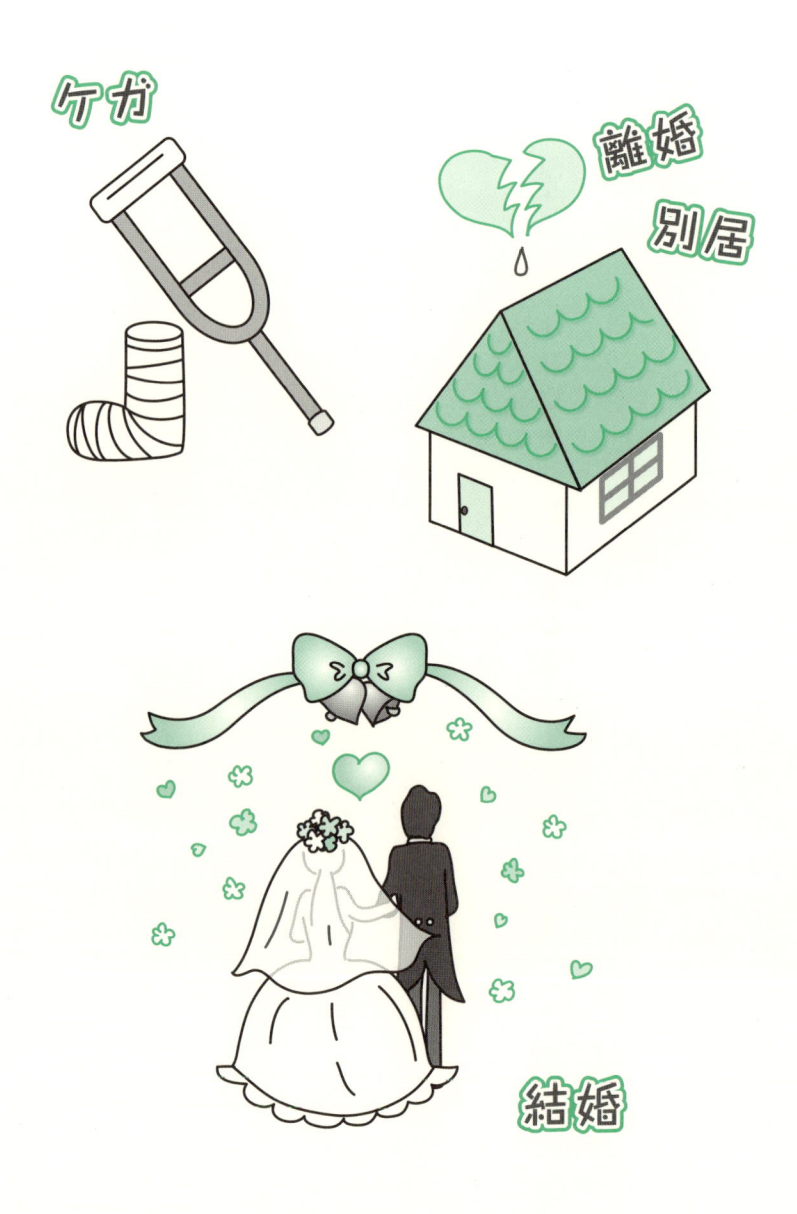

3 rd　ステージ＜前編＞

ケガ

離婚
別居

結婚

3rd ステージ＜後編＞

3rdステージ＜後編＞で学ぶこと

● 学習すること ●

　このステージでは，ストレスにさらされた時に現れる身体・心・行動の変化（サイン）について学びます。これらの変化は自分自身で気づくものや，周囲が「おや？何か変だな……。」と気づき，声をかけてくれることで初めて気がつくことができるものなどがあります。それらの変化（サイン）について理解することがセルフケアには大切です。

　また，セルフケアに欠かせないセルフチェックとして，職業性ストレス簡易調査票というストレスチェックテストについても学びます。このようなテストを定期的に受けておくことで，自分自身の変化に着目し，セルフケアに役立てることも大切です。

学習のヒント

　このステージでは，以下のキーワードを習得するようにしましょう！
・汎適応症候群
・ストレス反応（身体面・行動面・精神面）
・自分が気づく変化
・職業性ストレス簡易調査票

3 rd　ステージ＜後編＞

あんなこと？こんなこと！5

「自分を知る」ってどういうこと？

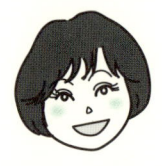

　その日の仕事が終わって，メン太は自宅に帰ってきました。メン太の家族は両親と大学生の妹の4人家族です。
　メン太が帰宅すると妹は既に居間にいて，夕方のニュースを観ているところでした。
　メン太がソファーに座ると，おもむろに妹はメン太が通勤に使っているカバンのポケットからはみ出しているパンフレットらしきものを引っ張り出しました。
　「お兄ちゃん，これ何？」

　「これ何？」と聞くよりも早くメン太の妹はパンフレットを開いて読み始めました。
　そのパンフレットは，メン太が会社の健康管理室のカウンセラーから渡された相談室の利用方法などが書かれたものです。

　「お兄ちゃん，会社でカウンセリング受けてるの？」
と，妹は聞きました。

> お兄ちゃんカウンセリング受けてるの？

　そう聞かれてメン太は思わず大きな声で，
　「そんなんじゃない！会社のメンタルヘルス対策の一環で全員順番に相談室に行かなくちゃいけないから行っただけだ！俺が行きたくて行ってるわけじゃない！」

　そんなに怒鳴りながら言うことでもないけれど，メン太にとっては「カウンセリングを受けている」ということがまだどうしても受け入れられません。
　妹に聞かれて思わず全面否定してしまいました。

　そんなメン太の姿を見て妹が，「お兄ちゃん，何をそんなにムキになってるの？ヘンなの。カウンセリングを受けることなんて別に普通のことじゃん！」

> 行きたくないけど行ってるんだ！！

普通のこと？？？カウンセリングを受けることが普通のこと？？？
メン太は妹の言葉に驚かされました。

明らかに驚いているメン太に向かって，更に妹は続けます。
「そうだよ，そんなの普通，普通。私たちの大学にだってカウンセラーは常駐しているよ。就職のことや大学生活のこととか，何でも相談にのってくれるよ。」

そんな妹に向かってメン太も負けていません。
「そんなことくらい人に相談しないで自分で考えて決めろよ。情けない。そんなんでいちいち人に相談していたら，自分一人じゃ何もできない人間になるぞ。」

> お兄ちゃん頭硬〜い！

すると妹は，「お兄ちゃん，古〜い！頭，硬〜い！」と大笑い。
そして「お兄ちゃん，人に聴くって大事なんだよ，聴くことで初めて分かることだってたくさんあるんだから。」

そんな妹の生意気な姿にイライラして怒りを覚えるメン太です。

相談することが普通？？
自分で考えないで人に聴いてどうなる？？

「自分のことくらい自分で考えて自分で何とかしろ！！！」
思わず妹に怒鳴ってしまったメン太です。

> 甘えてるんだ！

しかし妹は，涼しい顔で「自分で何ともならなかったらどうするの？一人じゃ上手くいかないことだってあるじゃん」

この妹の発言にメン太はイライラと怒り心頭になってしまいました。
「自分で何とかできない自分の問題なんて，あるわけない！お前は甘えているんだ！！」

3rd ステージ〈後編〉

3rd　ステージ＜後編＞

　バタン！
と居間のドアを蹴るように閉めて，メン太は自室に行ってしまいました。

　やれやれ……
　普段は仲の良い兄と妹ですが，大人になってもこうして喧嘩することもしばしばです。

　しかし，メン太の妹はなかなか奥深いことを言いましたね。
　彼女とメン太のやりとりを思い出しながら，ストレスや心身の変化に気づくということについて一緒に考えてみましょう！

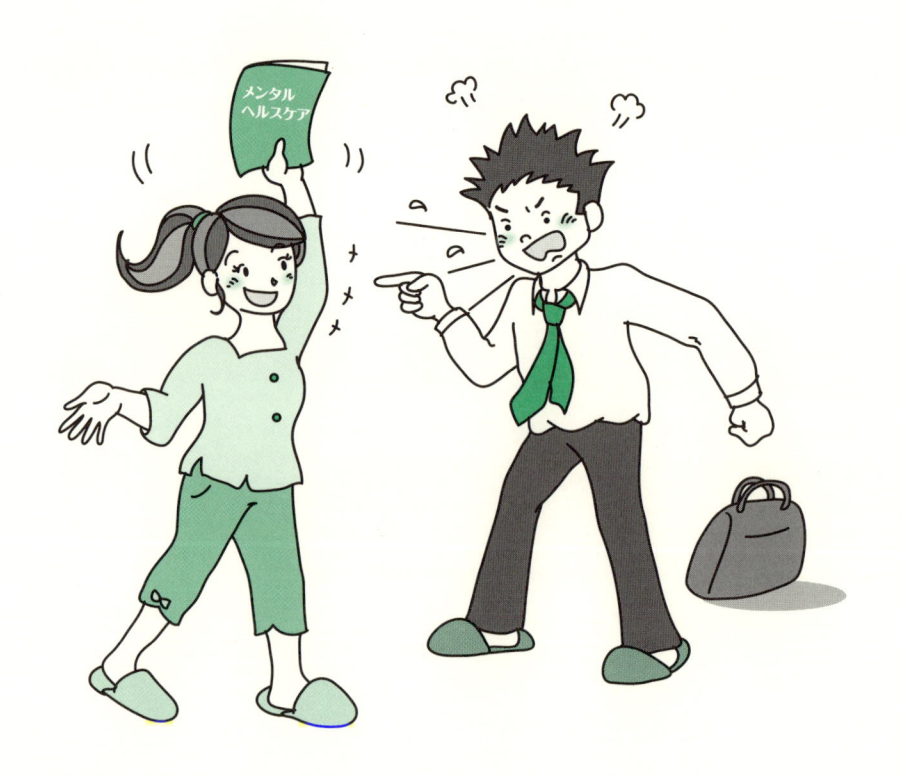

LV：17

　ストレスによるストレス反応について，正しいものを一つ選びなさい。
① 汎適応症候群と呼ばれるものは，ストレスの種類に応じて心身に反応が出るものである。
② ストレス時には身体面・行動面・精神面の異変を捉えることがストレスへの気づきにつながるといえる。
③ ストレス時の心身の変化は「具合の悪さ」として体感されるが，必ずしもそれがストレスへの気づきとなるわけではない。
④ ストレス時に起こる心身の異変は，精神面に大きな影響を与えるため，身体面の異常が見られることはない。

解説

① この選択肢文は誤りです。汎適応症候群(はんてきおう)とは，ストレス要因の種類に関係なく心身にストレス反応が起こるものです。
② この選択肢文は正しいです。これは上記の選択肢①の汎適応症候群(はんてきおう)の解説と関連がありますが，汎適応症候群はストレス要因の種類に関係なく身体面・行動面・精神面に何らかの異変が起こります。これらの異変を捉えることがストレスへの気づきにつながります。
③ この選択肢文は誤りです。ストレスがかかったときに起こる何らかの「具合の悪さ」は，自分自身で気づきやすくその特徴を捉えておくことも大切です。
④ この選択肢文は誤りです。ストレスにさらされると，精神面に影響を与えることはもちろんですが，胃・十二指腸，下痢，腹痛などの身体面に異常をきたすこともあります。さらに，行動面（アルコール・喫煙の増加など）にも変化が見られることもあります。

ワンポイントアドバイス

汎適応症候群(はんてきおう)って何？

「汎適応症候群」とは，私たちが長時間にわたってストレス要因の刺激を受けた場合や，長時間でなくとも強いストレス要因を受けたときに現れるストレス反応を汎適応症候群といいます。どんな状態（症状）なの？と言うと，それは個々人によってさまざまです。人によっては身体面に異変が起こりますし，精神面に異変が起こる人もいます。また行動面の変化などもあります。どんな異変があるのかについては，「ノート de クリア！」に表にしてまとめました！参考にしてください。

解答

解答は次ページの下欄にあります。

3rd ステージ〈後編〉

LV:18

ストレスによる身体面の変化について正しいものを一つ選びなさい。
① 身体面の異変をストレスとばかり思い込むと，実際の身体疾患を見落とす場合があるので注意が必要である。
② 身体面の慢性反応は，胃痛・下痢・振戦（ふるえ）などである。
③ 身体面の急性反応は，疲労・不眠・消化器系症状などがみられる。
④ ストレスによって起こる気管支喘息・過換気症候群などの呼吸器系の症状はストレス反応としては稀なケースと言われる。

解説

① この選択肢文は正しいです。身体面を異変を「これはストレスだから…」と見過ごしていると，実際の身体疾患を見落としてしまうことがあります。ストレスが原因と思われるときも，我慢し過ぎず病院へ行ってきちんと検査をしてもらいましょう！
② この選択肢文は誤りです。これは次の選択肢③の内容と被ります。正しくは，
　身体面の慢性反応　→　疲労・不眠・消化器系症状など
　身体面の急性反応　→　胃痛・下痢・振戦など
です。
③ この選択肢文は誤りです。上記の選択肢②の解説を参考にしてください。
④ この選択肢文は誤りです。ストレスによって起こる気管支喘息・過換気症候群などの呼吸器系の症状は代表的な心身症で，稀なものではありません。

ワンポイントアドバイス

急性反応／慢性反応って何？

まず，「急性反応」とは，簡単に言うと「初期段階」のようなものです。精神科疾患では病気になり始めたばかりの状態を「急性期」と言ったりします。「慢性反応」は文字通り，ストレス反応などが慢性化している状態のことを指します。

「急性反応」は「最初」。「慢性反応」は「ずっと続いている」と覚えてください。

解答

LV:17 ②

LV：19

　ストレスによる行動面の変化について誤っているものを一つ選びなさい。
① ストレスによる行動面の変化は，家族・友人・同僚などの周囲の人に気づきやすい特徴をもっている。
② ストレスによる行動面の変化には，慢性反応として遅刻・欠勤・作業効率の低下などがみられる。
③ ストレスによる行動面の変化には，急性反応として回避・口論・けんかなどがみられる。
④ ストレスによる行動面の変化には仕事ぶりの変化もあり，ルーチンの仕事は効率よくはかどるが，その他の仕事が滞る傾向がある。

解説

① この選択肢文は正しいです。ストレス反応は身体面でも精神面でも本人が気づき難いことがあります。しかし，行動面の変化は周囲から見て「あれ？何かヘンだな～……」と気づきやすいものです。
② この選択肢文は正しいです。慢性反応には選択肢文のような状態が見られます。詳細は「ノート de クリア！」を確認してください！
③ この選択肢文は正しいです。選択肢②の解説と同様，詳細は「ノート de クリア！」を確認してください。
④ この選択肢文は誤りです。ストレスによる行動の変化は仕事ぶりにも変化をもたらします。おおまかに言うと，全体的に仕事の効率が悪くなりミスも目立つようになります。従って，たとえルーチンワークでさえも時間がかかりミスを連発してしまうことがあるのです。

3rd ステージ〈後編〉

解答

LV：18 ①

LV：20

　ストレスによる心理面の変化について，正しいものを一つ選びなさい。
① ストレスによる心理面の急性反応としては，抑うつ・短気・無気力などが挙げられる。
② ストレスによる心理面の変化は「具合の悪さ」として体感されるが，気づいたとしても対処の仕方が難しいという特徴がある。
③ 自分自身の「いつもとは違う」ということに気づくことが，必ずしも内的な変化を捉えることにつながるわけではない。
④ 「いつもと違う」という状態が1ヵ月以上続く場合は専門家に相談するなどの対処が必要になる。

解説

① この選択肢文は誤りです。選択肢文の説明は，心理面の慢性反応を説明しています。詳細については次頁の「ノートdeクリア！」を参照しましょう。
② この選択肢文は正しいです。選択肢文のとおり，心理面の変化は具合の悪さとして体感されますが，それが不安・緊張・混乱であったり，慢性反応になると抑うつや無気力などであるため，どのような対処をするべきか分からない，という状態に陥りやすいといえます。
③ この選択肢文は誤りです。「いつもとは違う」自分に気づくことが内的な変化を捉えることにつながります。
④ この選択肢文は誤りです。1ヵ月以上ではなく，正しくは2週間続く場合です。1ヵ月も我慢するのは辛いですね。「いつもとは違う」自分に気がついて，その状態が2週間経っても変わらない場合はできるだけ早く，専門家に相談して対処方法を見つけましょう。

解答

LV：19 ④　LV：20 ②

ノート de クリア！

「いつもと違う」身体面・行動面・心理面の変化 (抜すい)

身体面	急性反応	動悸・発汗・顔面紅潮・胃痛・下痢・振戦（震え）・筋緊張
	慢性反応	疲労・不眠・循環器系症状・消化器系症状・神経筋肉系症状
行動面	急性反応	回避・逃避・エラー・事故・口論・けんか
	慢性反応	遅刻・欠勤・作業能率の低下・大酒・喫煙増加・やけ食い・生活の乱れ
心理面	急性反応	不安・緊張・怒り・興奮・混乱・落胆
	慢性反応	不安・短気・抑うつ・無気力・不満・退職願望

仕事ぶりの変化

A) 出勤状況が通常でなくなる
B) 遅刻や早退が増加する
C) 事故発生率が高くなる
D) 以前は素早くできた仕事に時間がかかる
E) 以前は正確にできた仕事にミスが目立つ
F) ルーチンの仕事にてこずる
G) 取引先や顧客から苦情が多い
H) 平均以上の仕事ができない

　　　　　　　　　等々

自分が気づく変化

1. 悲しい，憂うつな気分，沈んだ気分
2. 何事にも興味がわかず，楽しくない
3. 疲れやすく，元気がない（だるい）
4. 気力，意欲，集中力の低下を自覚する（おっくう，何もする気がしない）
5. 寝つきが悪くて，朝早く目が覚める

3rd ステージ〈後編〉

6．食欲がなくなる
7．心配事が頭から離れず，考えが堂々巡りになる
　　　　　　　　　等々

　これらの状態が2週間続く場合には，専門家に相談し何らかの対処法を講じることが望ましいといえます。また，これらの状態が続いたからと言って，必ずしも重大な疾患であるともいえません。あまり心配し過ぎず，早めに専門家に相談をしましょう。

LV:21

ストレスチェックについて，誤っているものを一つ選びなさい。

① 定期的にチェックリストを利用しても，常に結果が異なるわけではないのでストレスへの気づきにつながるとはいえない。
② 職業性ストレス簡易調査票は，職場などで実施できる自己記入式のストレスチェックリストである。
③ 職業性ストレス簡易調査票は，厚生労働省(当時：労働省)の委託研究「作業関連疾患の予防に関する研究」のストレス測定グループによって研究された信頼性の高いものである。
④ 職業性ストレス簡易調査票は，ストレス反応だけでなく仕事上のストレス要因，ストレス反応，および修飾要因が同時に測定できる多軸的な調査票である。

3rd ステージ〈後編〉

解説

① この選択肢文は誤りです。定期的にチェックリストを利用してセルフチェックをしておくことはとても大切です。確かに短期間ではテストの結果は変化せず，自身の変化もわかり難いかもしれませんが，それでも定期的に自分の状態を確認しておくことは，心身の健康を保つ上で大変重要です。
② この選択肢文は正しいです。職業性ストレス簡易調査票は職場で簡便にできるストレスチェックテストです。
③ この選択肢文は正しいです。平成7年から平成11年にかけて研究されたとても信頼できるテストです。
④ この選択肢文は正しいです。選択肢文のような特徴がこのテストの良いところだといわれています。このまま覚えておきましょう。

ワンポイントアドバイス

職業性ストレス簡易調査票って何？
　職業性ストレス簡易調査票とは，簡単にいうとストレスチェックテストのことです。このテストは全部で57項目で構成されていて，職場などで簡単に実施することができます。また，ストレスを多軸的に測定することができ，信頼性も高いテストとして多くの職場で使われています。

解答

解答は次ページの下欄にあります。

LV:22

職業性ストレス簡易調査票について，正しいものを一つ選びなさい。

① ストレス反応では心理的反応と身体的反応（身体愁訴），そして行動面の反応も測定できる。
② 多くの業種の職場で使用することができるが，一部該当しない業種もある。
③ 心理的ストレス反応では，ネガティブな反応ばかりでなく，ポジティブな反応も評価できる。
④ 項目数が75項目と少なく，約15分で回答できるため，職場で簡単に使用することができる。

解説

① この選択肢文は誤りです。職業性ストレス簡易調査票では，ストレス反応として心理的反応と身体的反応（身体愁訴）を測定することができますが，残念ながら行動面の測定はできません。
② この選択肢文は誤りです。多くの業種の職場で使用することができます。
③ この選択肢文は正しいです。選択肢文のとおり，ネガティブな側面だけではなくポジティブな側面も評価してくれるテストです。
④ この選択肢文は誤りです。75項目ではなく，57項目が正しい。回答時間は約10分です。問題数が少なく時間もかからないため，忙しい職場でも簡単に実施することが可能です。

解答

LV:21 ①

LV：23

職業性ストレス簡易調査票の結果の出し方と注意点について，誤っているものを一つ選びなさい。

① 仕事のストレス要因において「仕事の負担度」「仕事のコントロール度」「仕事での対人関係」「仕事の適合性」のいずれか2つに要チェックとなっている場合は，心理的ストレス反応のリスクが男性では2.4倍，女性では2.5倍であるといわれている。

② 職業性ストレス簡易調査票では仕事外のストレス要因，つまり家庭におけるストレス要因などについては測定していない。

③ 回答者のパーソナリティについては考慮されていないため，自記式の調査票にみられる個人の回答の傾向について考慮する必要がある。

④ このテストは信頼性が高いため，結果はいつも正確な情報であるといわれている。

解説

① この選択肢文は正しいです。ちなみに，要チェックが…
  ☆ 3つの場合は，心理的ストレス反応のリスクが男性で4.6倍，女性で5.6倍
  ☆ 4つの場合は，心理的ストレス反応のリスクが男性で6.6倍，女性で7.6倍
  になると，報告されています。

② この選択肢文は正しいです。その名のとおり「職業性」なので家庭でのストレスについては測定していません。

③ この選択肢文は正しいです。どういうことかというと，簡単に説明すると自記式のため，人によっては現実よりも少々大げさに回答したり，人によっては大変な状態なのにストレスを少なめに見積もって回答したりすることがある，ということです。

④ この選択肢文は誤りです。確かにこのテストはとても信頼性が高いといえます。しかし，選択肢文③のようなこともあり，必ずしも正確な情報であるとはいえないのです。

3rd ステージ〈後編〉

解答

LV：22 ③

LV：24

　ストレスチェックによる定期的な自己診断の重要性について，正しいものを一つ選びなさい。

① ストレスチェックの結果は性格検査と同様で，ある程度一定の数値を安定して示すものとして使用されている。
② ストレスチェックはどのようなものであっても，結果がいつも同じで，いつも正確な情報をもたらすとは限らない。
③ 仕事の局面や健康状態などによって心身の状態も変化するため，定期的にストレスチェックを行い，自分の状況を確認しておいても効果は薄いといえる。
④ セルフチェックの結果，心配な点があった場合にはとりあえず様子を見て過ごし，慌てて対処をする必要なない。

解説

① この選択肢文は誤りです。ストレスチェックは性格検査とは違って，ある程度一定の数値を安定して示すものではありません。その時と場合，仕事の状況，職場環境などによって，テストの結果も大きく左右されるものです。
② この選択肢文は正しいです。LV：23 の解説でも説明しましたが，個々人の回答の傾向によってテストの結果は変わってきます。従って，ストレスチェックが常に正確な情報をもたらしてくれるとは限りません。
③ この選択肢文は誤りです。確かに仕事の局面や人間関係，健康状態などによってストレスチェックの結果は変化しますが，それでも定期的にチェックし自分の状態を確認しておくことはセルフケアには欠かせないものです。
④ この選択肢文は誤りです。確かに様子を見ることも必要ですが，あまり軽視していると何らかの疾患に至る場合もあります。心配な点がある場合は慌てる必要はありませんが，できるだけ早めに専門家に相談をして対処方法を見つけましょう。

解答

LV：23　④　　LV：24　②

ちょっとひと休み

「変化を捉える」

　前回のこのコーナーで,「気づく」ということについてお話をしました。今回は更にもう一歩踏み込んで,変化を捉えるというお話をしたいと思います。

　皆さんはご自身の心身の変化について明確に捉えることができていますか?「自分の心身の変化を明確に捉える」と言われると,おそらく多くの人が「自分は自分のサインを明確に捉えられているのだろうか?」と自信が無くなってしまうと思います。

　では,同じ質問をもっとイメージし易い質問に変えてみましょう。「あなたは自分自身の好調と不調の時の違いに気づくことができますか?」この質問には多くの方が「Yes」とお答えになれると思います。

　例えば,「あ!今日は何だか調子がいいな!」と思えたり,逆に「ああ,何だか今日は調子が悪いなぁ……」と感じたりすることがありますね。その時,「調子がいい!」と思える原因を探してみてください。原因を探すときはできれば自分の内面や自分自身の行動について振り返っていただきたいと思います。(例えば「今日は晴れているから」,というようなものはダメですよ。)

　「調子がいい!」原因は何ですか?人によっては「昨晩,夜更かしせず早く寝たから」というものであったり,「朝食をゆっくりたくさん食べて出勤したから」であったり,「会社の同僚や上司に自分から先に挨拶ができたから」……,等々,さまざまな原因(理由)が挙げられるでしょう。

　もちろん,「調子が悪い」原因についても考えてみましょう。人によっては「食べ過ぎで胃がもたれているから」であったり,「昨夜,飲み過ぎた」とか,「寝不足……。」という方もいらっしゃるでしょう。

　このように,実は私たちは自分自身の好調や不調について,日々,気づくことができているのです。従って,「自分を捉える」「変化に気づく」ということは,さほど難しいことではありません。

　ただ,難しいのは「捉えた後にどうするか?何をするか?」ということです。好調でも不調でも,「何もしない」という人が多くいらっしゃるのが現実です。好調であれば,好調の理由を思い返して,「○○をすると,自分は良い状態を保つことができる」というものをしっかり認識し,日々の生活の

3rd ステージ〈後編〉

3 rd　ステージ＜後編＞

　中で繰り返し実行すると，それが「好調を続ける」ことにつながります。不調についても同じことが言えます。「○○をしたから，調子が悪いんだよな～」と分かっていることを改善せず，繰り返していると不調は続きます。もちろん，不調の原因には，個人の力だけではどうにもならないことも含まれるので，全て自身の努力だけで何とかしようとするのは困難なことがあります。ですから，あまり無理をせず「できることから」トライして，自分の不調の原因を自分で取り除くようにしてみましょう。

　自身のみでできないことは，ソーシャルサポート（ファイナルステージで詳細を紹介）を活用することをお勧めします。

　まずは，自分自身のことを見つめなおし，簡単にできることを見つけて「好調」がキープできるようにしましょう。それが，「捉える」ということになります！

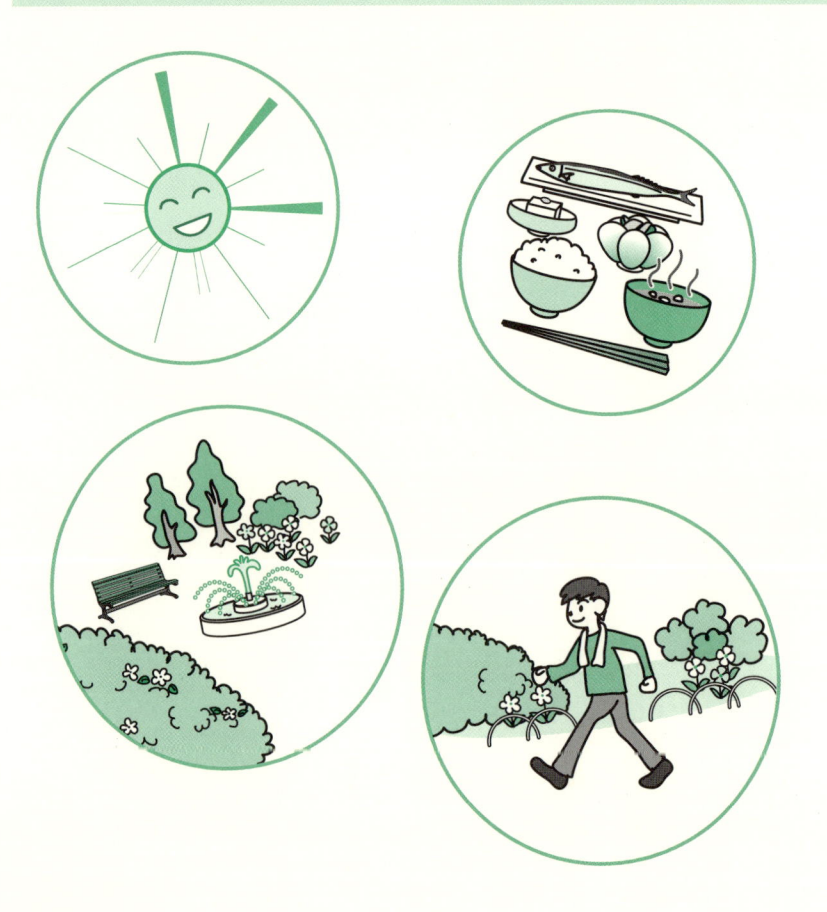

4 th ステージ

4 th ステージで学ぶこと

● 学習すること ●

　このステージではやや難しい医学的な単語が出てきます。他にも疾病の名称やその症状についての説明などもあります。これらはできるだけ「ワンポイントアドバイス」や「ノート de クリア！」などで図示して説明をし，視覚的に理解していただけるように工夫しました。難しい単語に惑わされず，これらを参考に落ち着いて学習しましょう！

　このような知識を獲得することで，ご自身の体調管理やセルフケアにも役立つ情報がたくさんあります！それを探すつもりで学習してみてくださいね！

学習のヒント

　このステージでは，以下のキーワードを習得するようにしましょう！
・ストレスのメカニズム
・産業ストレス
・心身症
・勤労者に見られるメンタルヘルス不調
・心の健康問題に対する正しい態度

4 th　ステージ

あんなこと?こんなこと! 6

「肯定も否定もできない」という気持ち

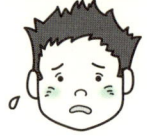

　それから数日後，メン太は会社の廊下でバッタリとカウンセラーに会いました。
　メン太はその瞬間，「うわっ！（カウンセラーに）会っちゃった！」と思ってしまったのが正直なところでした。
　そんなメン太の反応はどこ吹く風で，カウンセラーは「あら，メン太さん，こんにちは！」と声をかけてきました。

　「ど，どうも……，お疲れ様です……」と真面目なメン太は返事をしました。
　カウンセラーに出会った場所が休憩室の前だったので，周囲には自動販売機にお茶を買いに来た社員や，喫煙所にタバコを吸いに来た社員など数名がいました。

　そんなところでおもむろにカウンセラーに話しかけられると，未だカウンセリングに抵抗感があるメン太は，何となく恥ずかしい気持ちになってしまいます。

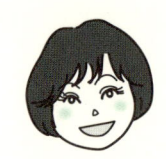

　（皆，僕がカウンセリングを受けている弱い人間だと思ったりしないかな……）と，心配になります。
　と，同時に先日，妹と喧嘩をした際に彼女が言った「カウンセリングを受けるなんて普通のことじゃん！」という言葉が頭をよぎりました。

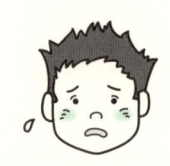

　普通のこと？
　確かに，先輩は普通に相談室に相談に行っていたなぁ……。
　「悩む前に相談室に行って自分の気持ちや考えを整理するんだ」とか言ってたっけ……。

　メン太の中で「普通」という単語と「悩む前に」という言葉がグルグルと回り始めました。

　「メン太さん！」再びカウンセラーに呼ばれ，きっとわずかの時間だったに違いないのですが，メン太にはとても長い時間をその場で考え事をして過ご

た気がしていました。
　カウンセラーは,「メン太さん,次回が3回目で最終面談になります。ご都合の良い日に専用webページから面談の予約を入力しておいてくださいねー！」
と,言いました。

　そうか……。これでやっと面談が終わる,とメン太はちょっとホッとしました。
　社内のメンタルヘルスケア推進期間中に,一人3回面談を行なうことになっていました。
　もう2回行ったので,次が最後の面談になるわけです。

　ホッとしているメン太の肩を誰かが後ろからポンッ！と叩き,メン太はビックリしました。
　「よお！メン太！何してる？」と元気よく話しかけてきたのは例の先輩です。
　先輩はカウンセラーにも,
　「おっ！先生,お疲れさんです」とニコニコ挨拶をしました。
　先輩は,相変わらずカウンセラーにも相談することにも抵抗感が無いようです。
　メン太は半ば羨ましい気持ちになりました。

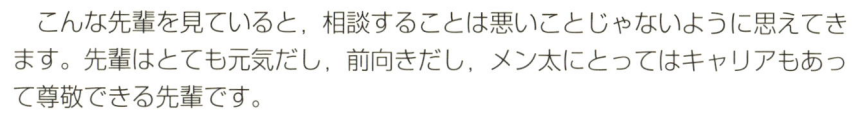

　こんな先輩を見ていると,相談することは悪いことじゃないように思えてきます。先輩はとても元気だし,前向きだし,メン太にとってはキャリアもあって尊敬できる先輩です。
　そんな先輩が「いいぞ！」と言って定期的に通っているカウンセリングなら,僕も……,と思うには思うけれど,まだまだ勇気の出ないメン太です。

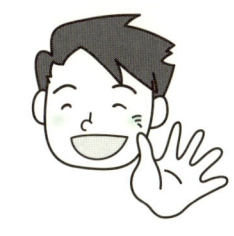

4th ステージ

4 th　ステージ

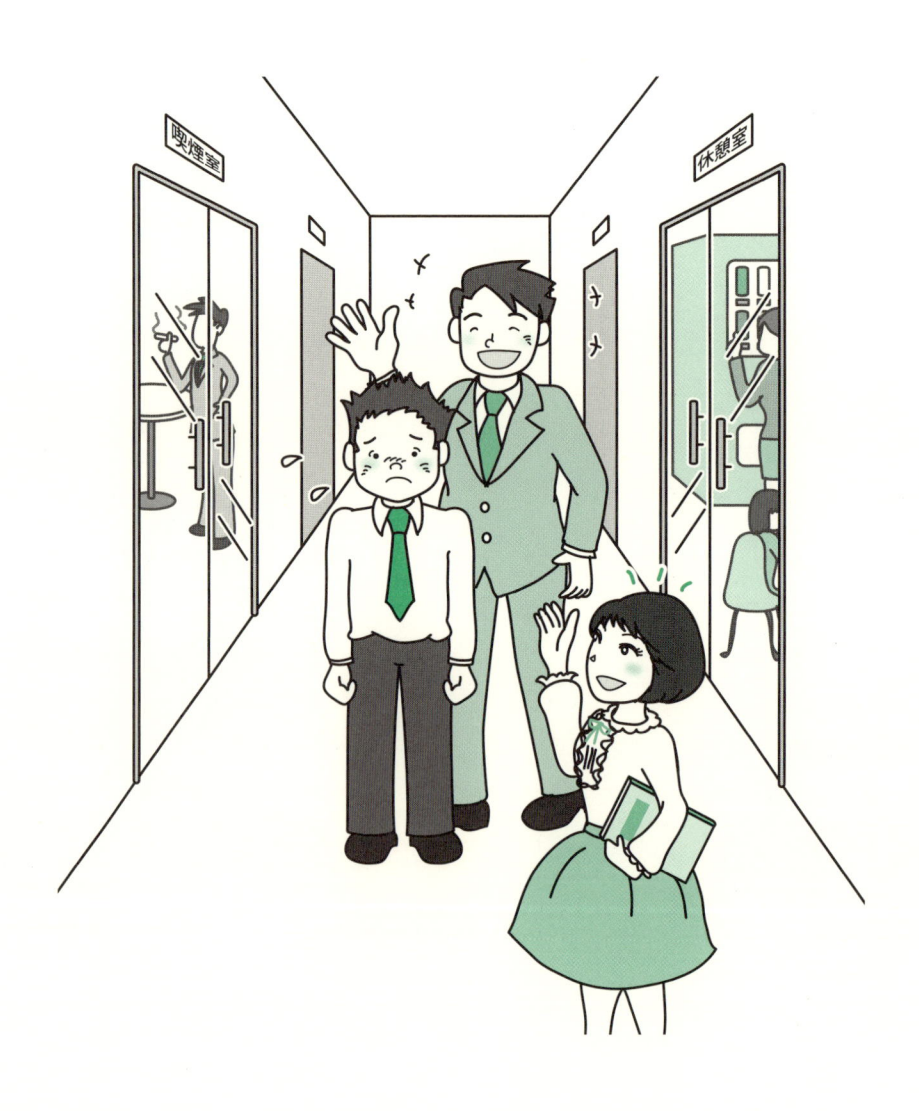

LV：25

　ストレスとストレスによる健康障害のメカニズムについて，誤っているものを一つ選びなさい。
① 　ストレスとはもともと，個人にとって負担となる外からの刺激や要請（ストレッサー）を指して「ストレス」と呼んでいる。
② 　ストレス反応とは，個人にとって負担となる刺激や要請によって，不安・イライラ・不眠はもとより，喫煙や飲酒量の増加などの行動の変化などを含めてストレス反応と呼ばれている。
③ 　ストレッサーに直面すると，その負担の大きさや困難性，苦痛の程度などが脳の中の大脳皮質という部分で評価される。
④ 　大脳皮質からの情報は感情の中枢と言われる大脳辺縁系に伝達され，そこで不安や不満，怒り，悲しみなどの感情を引き起こす。

解説

① 　この選択肢文は誤りです。ストレスとは，実は「ストレッサー（ストレスの原因となるもの）」と「ストレス反応」の二つを合わせた総称として「ストレス」と言われています。従って，選択肢文のストレッサーだけでストレスとは言わないのです。しかし，日常的にはストレッサーもストレス反応も細かく区別されることなく，「ストレス」と呼ばれているのが現実です。
② 　この選択肢文は正しいです。ストレス反応はストレッサー（ストレスの原因となるもの）によって引き起こされる心・身体・行動の何らかの変化のことです。
③ 　この選択肢文は正しいです。詳細について，「ノートdeクリア！」で図示します。参考にしてください！
④ 　この選択肢文は正しいです。この詳細についても「ノートdeクリア！」で図示して説明します。

4thステージ

解答

解答は次ページの下欄にあります。

4 th ステージ

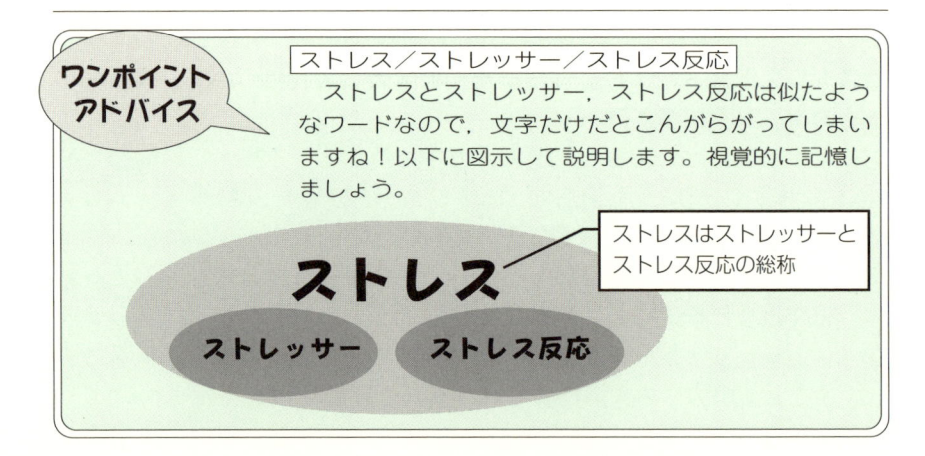

ワンポイントアドバイス

ストレス／ストレッサー／ストレス反応

　ストレスとストレッサー，ストレス反応は似たようなワードなので，文字だけだとこんがらがってしまいますね！以下に図示して説明します。視覚的に記憶しましょう。

ストレス
ストレッサー　　ストレス反応

ストレスはストレッサーとストレス反応の総称

解答

LV:25 ①

LV:26

ストレスのメカニズムについて，正しいものを一つ選びなさい。
① 視床下部で生じた感情は大脳辺縁系に伝えられ，その刺激が自律神経系，内分泌系，免疫系の反応（ストレス反応）を引き起こす。
② ストレス状態で視床下部の神経細胞が活性化されると，脳下垂体，副腎皮質系を刺激するホルモン類が生産される。
③ アドレナリンは強いストレス状態の時や不安な状況の際に分泌されるが，血圧や心拍数の増加，血液凝固などの身体面に影響を与えることはない。
④ ストレス状態が続き，アドレナリンが長く大量に分泌されると，高血圧や狭心症，心筋梗塞，不整脈などの原因となるが，不眠の原因とはならない。

解説

① この選択肢文は誤りです。選択肢文中の視床下部と大脳辺縁系が逆です。「大脳辺縁系で生じた感情は，視床下部に伝えられ，その刺激が……（省略）」が正しいです。
② この選択肢文は正しいです。このホルモンは体内の糖の産生を促進し，胃酸分泌促進免疫脳というものの抑制作用があるといわれています。
③ この選択肢文は誤りです。アドレナリンはストレス状態で分泌されると，血圧や心拍数の増加，血液凝固など引き起こすのです。
④ この選択肢文は誤りです。選択肢③のようなことが起こるので，その結果，高血圧や狭心症，心筋梗塞，不整脈などを引き起こします。そして不眠の原因ともなるのです。

　この問題は難しいですねー！聞いたことはあるけれど，日常生活ではほとんど使わない医学的な単語がいくつもでてきます。LV:25 の設問の解説と一緒に「ノートdeクリア！」で図示します。難しい単語だけを覚えようとせず，図とフローで理解するようにしてくださいね！

4thステージ

解答

解答は次ページの下欄にあります。

LV：27

ストレスのメカニズムについて，誤っているものを一つ選びなさい。

① 自律神経の中枢は視床下部にあり，感情の中枢である大脳辺縁系と近いため，怒りや不安を感じて動悸・抑うつ・食欲不振になるのは，感情と自律神経が密接に関係しているからである。
② 自律神経には，交感神経と副交感神経があり，強いストレッサーに直面すると副交感神経が優位になり，アドレナリンが分泌される。
③ 免疫系は感染，癌の発生に関与しているため，仕事や試験で過労や睡眠不足，心理的葛藤などのストレス状態が続くと免疫力が下がり，風邪をひいたり帯状疱疹，慢性扁桃炎などを引き起こす。
④ 副交感神経は睡眠や休息時，食後などエネルギー補給の際に優位になる。

解説

① この選択肢文は正しいです。自律神経の中枢は視床下部に属していて，大脳辺縁系とも距離が近いため，とてもイライラしていたり悲しかったりすると食事が喉を通らなかったりしますね。それは感情と自律神経が密接に関係しているからなのです。
② この選択肢文は誤りです。副交感神経ではなくて，交感神経が優位になる，が正しいです。
③ この選択肢文は正しいです。ストレス下では免疫系も強く影響を受けます。軽いものでは風邪，ひどい場合は癌に至ることもあるようです。
④ この選択肢文は正しいです。交感神経は緊張や興奮状態の時に優位になり，副交感神経は睡眠・休息・食事などエネルギーを補給するときに優位になります。

　日常生活でも副交感神経が優位になる行動を取ると，疲れが癒され疲労が回復します。イライラする，眠れないからと言って夜遅くまでゲームをしたりするのはかえって疲れを溜めてしまうことになるのです。

解答

LV：26　②　　LV：27　②

ノート de クリア！

ストレスのメカニズム

ストレスのメカニズムを図示しました。①～⑤のフローで理解しましょう。

このフローを参考に，もう一度，LV:25 ～ LV:27 を振り返ってみましょう！

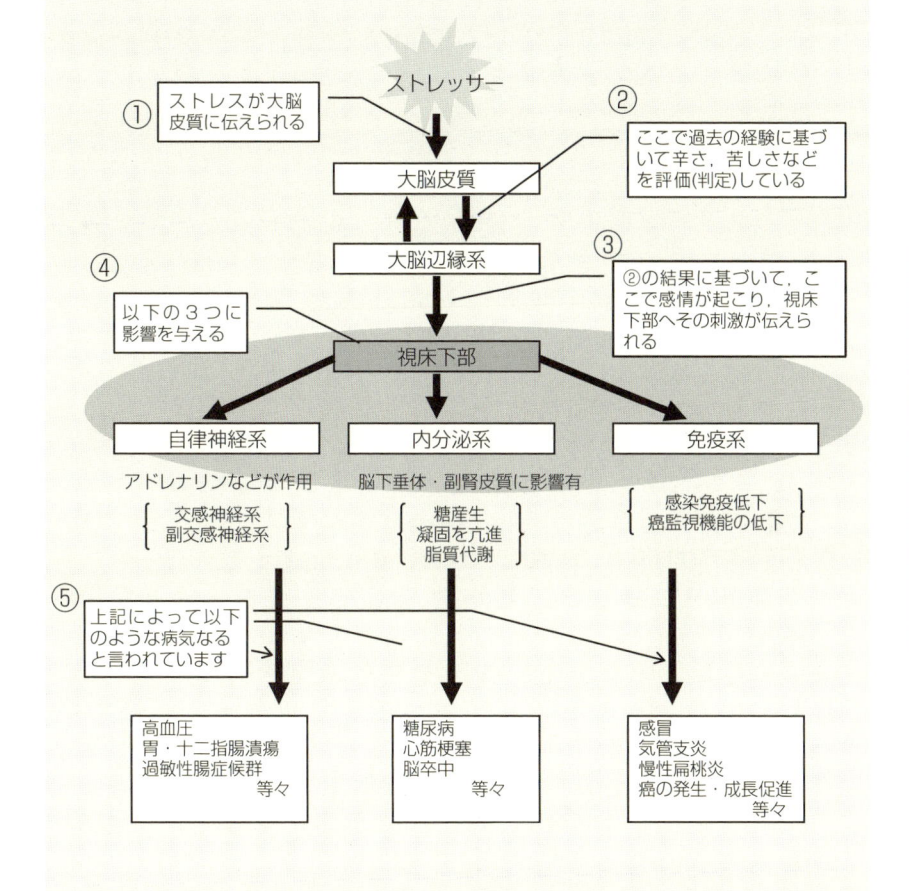

```
                        ストレッサー
                            ↓
① ストレスが大脳         大脳皮質  ←──  ② ここで過去の経験に基づ
  皮質に伝えられる          ↑↓              いて辛さ，苦しさなど
                                            を評価(判定)している
                        大脳辺縁系
                            ↓          ③ ②の結果に基づいて，
④ 以下の３つに              ↓              ここで感情が起こり，視床
  影響を与える           視床下部             下部へその刺激が伝えら
                      ↙   ↓   ↘           れる
                自律神経系  内分泌系  免疫系
```

自律神経系	内分泌系	免疫系
アドレナリンなどが作用	脳下垂体・副腎皮質に影響有	感染免疫低下 癌監視機能の低下
交感神経系 副交感神経系	糖産生 凝固を亢進 脂質代謝	

⑤ 上記によって以下のような病気なると言われています

高血圧 胃・十二指腸潰瘍 過敏性腸症候群 　　　　等々	糖尿病 心筋梗塞 脳卒中 　　等々	感冒 気管支炎 慢性扁桃炎 癌の発生・成長促進 　　　　等々

4th ステージ

LV:28

産業ストレスについて正しいものを一つ選びなさい。
① 職場におけるストレッサーは，仕事の量や仕事の質の変化が挙げられるが，職場内のIT化はストレス要因とは考えられていない。
② 2007年の厚生労働省の「労働者健康状況調査」では，68.0％の勤労者がストレスを自覚しているという結果が出ている。
③ NIOSHの職業性ストレスモデルでは職場のストレッサーと個人的要因，仕事以外の要因の3つが取り上げられている。
④ 近年，社会的にも関心の高いセクシャルハラスメントやパワーハラスメントが職場の人間関係の問題として含まれるようになった。

解説

① この選択肢文は誤りです。職場におけるストレッサーには，職場内のIT化も含まれます。IT化されて便利になっていいじゃないか？と思われがちですが，実は必ずしもそうとは限らないようです。
慣れ親しんだ手書きの伝票から，パソコン入力に…，という変化は一見「便利」「早い」と良い面に着目しがちですが，「慣れ親しんだこと」から遠ざかり，「新しいことを学ばなくてはならない」という状況は，人によっては大変なストレスとなることがあるのです。
② この選択肢文は誤りです。1stステージの「ノートdeクリア！」をもう一度見直してみましょう！正解は68.0％ではなく，58.0％です！
③ この選択肢文は誤りです。NIOSHの職業性ストレスモデルについては，「ノートdeクリア！」にて図示します。参考にしてください！
④ この選択肢文は正しいです。この選択肢文のとおり理解しましょう。厚生労働省のワーキング・グループがパワーハラスメントの定義を発表しています。1）暴行など（身体的な攻撃，2）暴言など（精神的な攻撃）3）無視など「人間関係からの切り離し」，4）実行不可能な仕事の強要など「過大な要求」，5）能力とかけ離れた難易度の低い仕事を命じる，6）私的なことに過度に立ち入る「個の侵害」，に分類されています。

解答

解答は次ページの下欄にあります。

LV:28

>**ワンポイント
>アドバイス**

職場におけるストレス要因
1) 仕事の質・量の変化(仕事内容の変化，長時間労働，IT化など)
2) 役割・地位の変化(昇進，降格，配置転換など)
3) 仕事上の失敗・過度な責任の発生(損害，ペナルティーなど)
4) 事故や災害の発生(自分や周囲のケガ，損害など)
5) 対人関係の問題(上司や部下，同僚との対立，いじめ，ハラスメント)
6) その他
　(交代勤務，仕事への適性，職場の雰囲気，コミュニケーション，努力―報酬の不均衡など)

4th ステージ

解答

LV:28 ④

ノート de クリア！

NIOSH の職業性ストレスモデル

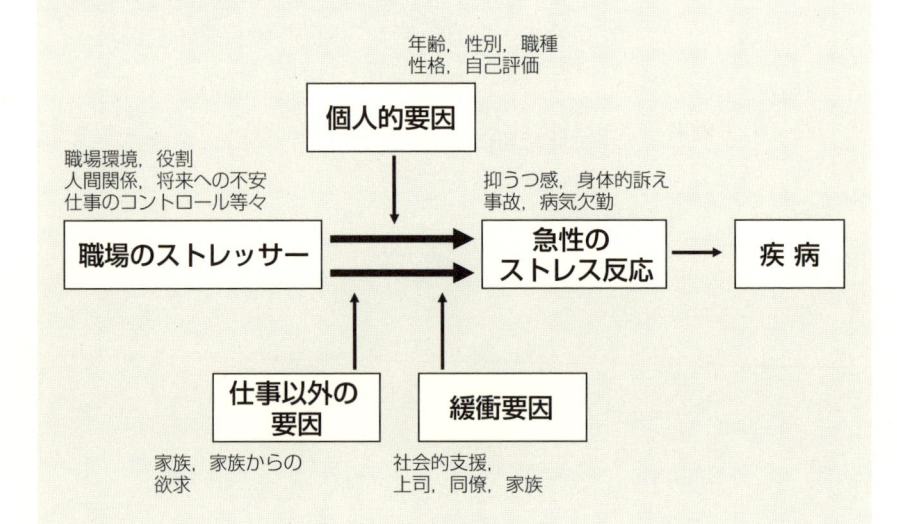

```
                    年齢，性別，職種
                    性格，自己評価
                         │
                    ┌─────────┐
                    │ 個人的要因 │
                    └─────────┘
                         │
職場環境，役割                    抑うつ感，身体的訴え
人間関係，将来への不安              事故，病気欠勤
仕事のコントロール等々
┌──────────┐        ┌─────────┐      ┌─────┐
│職場のストレッサー│ ───→ │ 急性の   │ ───→ │ 疾 病 │
└──────────┘        │ストレス反応│      └─────┘
      ↑                  └─────────┘
      │                      ↑
┌─────────┐        ┌─────────┐
│ 仕事以外の │        │ 緩衝要因  │
│   要因    │        └─────────┘
└─────────┘
家族，家族からの      社会的支援，
欲求                上司，同僚，家族
```

　NIOSH とは，National Institute for Occupational Safety and Health(米国立労働安全衛生研究所)の頭文字をとった略称です。

　これは，職業に伴うさまざまなストレッサーとそれによって引き起こされるストレス反応が病気へと進展する流れを横軸で表しています。

　この横軸の流れの過程に影響を与えると考えられる個人的要因，家庭の問題などの仕事以外の問題，更にはストレスの緩衝要因となり得る上司や同僚，家族からの支援などを取り入れて考えられたストレスモデルです。

LV：29

職業人としてのライフサイクルとストレスについて，正しいものを一つ選びなさい。

① 新入社員・若年労働者では，社会人としての責任の発生や人間関係，役割に伴う葛藤，仕事の適性，処遇への不満などが生じ，大卒者では50％，高卒者では37％の新入社員が就職後3年以内に転職・退職している。
② 青壮年労働者は，中堅社員として仕事の負担が増え，過重労働が問題になりやすい年代でもあるが，家庭を持つ人も増えるため家族の存在が職場でのストレスの緩衝要因となるケースがほとんどである。
③ 中高年労働者では，特徴として体力，記憶力，新しい環境への適応力が低下など心身機能の衰えに直面しながらも，管理職などになった人には業績が求められ，部下の指導・管理などでストレスを感じてメンタルヘルス不調に陥ることがある。
④ 高年齢労働者では，情報を獲得し処理する能力（結晶性知能）は40歳頃をピークに加齢に伴い低下するが，知識や経験を行かして総合的に判断する（流動性知能）は80歳に至るまで経験と共に上昇を続けるといわれている。

解説

① この選択肢文は誤りです。大卒者と高卒者の退職のパーセンテージが逆です。正しくは，大卒者では37％，高卒者では50％の人が入社後3年以内に転職・退職をしているそうです（『労働経済白書』2008年度版）。
② この選択肢文は誤りです。特に選択肢文の後半が誤りです。確かに，家族の存在が職場のストレスを和らげてくれる，という人もいらっしゃいます。しかし，残念ながら全ての人がそうではないのも現実です。青壮年労働者は，会社では責任と役割が重くなり，家庭での役割も担うことでストレスが増す人もいらっしゃいます。
③ この選択肢文は正しいです。中高年の労働者は，選択肢文のような環境におかれることと，家庭でも子どもの進学や親の介護の問題が生じる年代でもあり，ストレスが増えてメンタルヘルス不調に陥る人が多くいらっしゃいます。
④ この選択肢文は誤りです。「結晶性知能」と「流動性知能」の記述が逆です。情報を獲得し処理をする能力が「流動性知能」。
知識や経験を行かして総合的に判断する能力が「結晶性知能」です。

解答

解答は次ページの下欄にあります。

LV：30

　勤労者にみられるメンタルヘルス不調について，誤っているものを一つ選びなさい。
① うつ病になると，朝の不調，仕事の不調，生活の不調，身体の不調などの症状が現れる。
② うつ病では，特に「興味の減退」と「快体験の喪失」（シャワーや入浴からも心地よさが消失する）が１ヵ月以上継続する場合は要注意とされている。
③ うつ病では従来の「生真面目」「責任感が強い」等の人がなりやすいという傾向から，近年では若年層を中心に自己中心的で責任感が弱く，組織への帰属意識が希薄な傾向の人がなりやすいといわれている。
④ アルコール依存症は，機会飲酒が毎日飲まずにはいられない習慣飲酒となり，飲酒によるブラックアウトがたびたび起こるようになると要注意である。

解説

① この選択肢文は正しいです。うつ病になると独特の精神症状（例えば，抑うつ感，億劫感，気分の落ち込みなど）だけではなく，朝起きられない，仕事がなかなかはかどらない，食生活や服装の乱れ，頭痛・肩こり・疲労感など，心身から行動面にいたるまで様々な不調が現れます。不調の現れ方は人それぞれです。
② この選択肢文は「１ヵ月」というところが誤りです。選択肢文のような状態が２週間続いたら要注意ですよ！
③ この選択肢文は正しいです。従来型のうつは真面目で几帳面で責任感が強く……という人が罹患する傾向にありました。しかし近年では，選択肢文中のようなタイプのうつ病が多く見られるようになりました。
④ この選択肢文は正しいです。機会飲酒とは職場の付き合いなどでお酒を飲む程度，という意味です。それが習慣飲酒になると，「毎日飲むことが当り前」「飲まずにはいられない」という状態になります。ブラックアウトとは飲んだときの記憶が無くなってしまうことを言います。
　お酒を飲む度にブラックアウトをしているような場合は要注意ですよ！

解答

LV：29 ③

LV:31

　勤労者に見られるメンタルヘルス疾患について，正しいものを一つ選びなさい。
① 近年によく見られる社会への適応力が乏しく現実問題への行き詰まりからうつ状態へ陥るタイプの治療には，徹底的な休養と服薬で心理的疲労を回復させることが重要である。
② アルコール依存症には，飲まずにはいられないという精神依存と，アルコールが切れると手が震える・冷汗が出るなどの身体依存がある。
③ パニック障害は動悸・めまい・息苦しさなどの不安発作が繰り返されるもので，予期不安はパニック障害では見られない。
④ 適応障害では，誰の目から見ても明らかなストレスをきっかけとして半年経つと不安・憂うつ・行為の障害（無断欠勤など）が出現する。

解説

① この選択肢文は誤りです。近年に見られるいわゆる「新型うつ」といわれるタイプの方への治療は，従来の休養と服薬のみでは不十分だといわれています。このタイプには，休養・服薬に加えて，睡眠覚醒生活リズムの確立に向けた生活指導や，帰属意識・役割意識を改善するような精神療法的対処が重要であるといわれています。
　また，このようなタイプの場合には，いたずらに長期休養をすると病態が慢性化してしまう危険があるともいわれています。
② この選択肢文は正しいです。アルコール依存症には精神依存と身体依存があります。この選択肢文のとおり，理解しておきましょう。
③ この選択肢文は誤りです。パニック障害は，文中にある動悸・めまい・息苦しさなどの不安発作が繰り返されます。そして，予期不安とは「また発作が起こったらどうしよう？」「人前で発作を起こしてしまったらどうなるのだろう？」というように，まだ起こってはいないけれど，「起こるかもしれない」と考えると不安になってしまう，という状態に陥ることを言います。そして，この予期不安はパニック障害の症状で苦しむ患者さんにはよく見られる状態です。
④ この選択肢文は誤りです。半年ではなく，期間としては1～3ヶ月以内に不安や憂うつ感，行為の障害（無断欠勤，喧嘩，無謀運転）などが出現するようです。

解答

LV:30 ②

LV：32

睡眠障害について誤っているものを一つ選びなさい。

① 睡眠障害には，夜眠れない「不眠症」，昼間に発作的に眠くなる「概日リズム睡眠障害」，昼と夜が逆転してしまい睡眠覚醒リズムが乱れる「過眠症」，その他「睡眠関連呼吸障害」などがある。
② 10〜20歳代の単身者などでみられる頻回欠勤者の中には，睡眠時間が極端な遅寝遅起きで固定化された睡眠相互退症候群がある。
③ 睡眠時関連呼吸障害の代表的なものは，睡眠中に10秒以上連続して呼吸しない状態（無呼吸）が反復してみられる睡眠時無呼吸症候群がある。
④ ナルコレプシーは日中の耐え難い眠気発作と居眠りを特徴とし，通常では考えられない状況下でも発作的に眠ってしまうものである。

解説

① この選択肢文は誤りです。「過眠症」と「概日（がいじつ）リズム睡眠障害」の説明が逆です。過眠症は選択肢④に出てくるナルコレプシーというものがあります。
② この選択肢文は正しいです。睡眠相互退症候群は，生活リズムが極端に遅寝遅起きになることで，社会生活に支障をきたす（朝，起きて会社に行けないなど）ことがあります。また，睡眠障害はうつ病などの精神疾患でも併発するので，自分で睡眠相互退症候群かうつ病か，というような自己判断をするのは危険です。必ず専門医に相談しましょう。
③ この選択肢文は正しいです。この選択肢文はこのまま理解するようにしましょう。
④ この選択肢文は正しいです。選択肢①でも出てきましたが，ナルコレプシーは過眠症と言って，突然の眠気発作に襲われるものです。発作なので，危険な場所での作業中や打合せの席など，通常では寝ないような状況でも寝てしまう，というのが特徴です。

さて，LV：30〜LV：32は，精神疾患についての問題でした。難しかったでしょうか？病気についての学習は，以下の「ノートdeクリア！」を参考にしてください！

解答

LV：31 ② LV：32 ①

ノート de クリア！

勤労者にみられるメンタルヘルス不調

＜主な疾患＞

うつ病（うつ状態）	人口の2～5％。憂うつ感，不安，億劫感が混在した状態。本人は「うつ病」と気づきにくい。 ◎睡眠の異常，朝の不調（早朝覚醒），午前中の不調 ◎集中力，判断力の低下，不安，イライラ，自信喪失，関心の低下，慢性的な疲労感，頭痛，食欲不振 特に「興味の減退」「快体験の喪失」（入浴などでも心地よいと思えない状態）が2週間以上継続する場合は要注意。 うつ病は従来は「生真面目」「責任感が強い」というタイプの人が罹患する傾向にあった。 しかし昨今は，若年層を中心に帰属意識が希薄で自己中心的な性格傾向の人が罹患するようになっている。 ＜治療＞投薬治療。
統合失調症	10代後半から30代前半の若年者に発症。幻覚・幻聴・妄想などの陽性症状。コミュニケーション障害，意欲・自発性欠如，引きこもり傾向などの陰性症状。 適切な投薬治療と，個々の回復にあわせた'場'の提供と，周囲の理解・支援のもとで安定した経過をもつ人も多い。
アルコール依存症	「機会飲酒」から「習慣飲酒」を経て次第にブラックアウトが頻発するようになったら要注意。飲まずにはいられない精神依存，アルコールが切れると手が震える，冷汗などの身体依存にいたる。 飲酒による遅刻，欠勤，出勤時のアルコール臭などが職場の問題となる。 治療は難渋。断酒会・AA（アルコーリスク・アノニマス）が有効。重篤になる前の早期対処が求められる。

4th ステージ

パニック障害	突然起こる不安発作が繰り返される。 予期不安を伴うため，外出恐怖，広場恐怖などになる。 薬物療法を行なう。
適応障害	ストレスエピソードを契機に，1〜3ヶ月以内に不安，憂うつ感，行為の障害(無断欠勤，喧嘩，無謀運転など)が出現する。 ストレス反応が強い形で現れた病的状態。 ストレス状態が解消されれば，症状は半年以内に消失する。

睡眠障害については，以下にまとめました。参考にしてください。

＜睡眠障害について＞

睡眠障害とは
・睡眠障害は，集中力・注意力・問題処理能力といった脳の高次元機能低下を招く。
・その結果，ミスやアクシデントの大きな要因となり，さらには身体疾患・精神疾患も招く。
・睡眠障害による作業効率低下から生じる経済損失は，日本全国で3兆665億円におよぶ。これに欠勤・遅刻・早退・交通事故などによる損失を加えると，総計3兆5,000億円に達すると推計されている。

入眠障害	ベッドに入っても寝付くのに30分〜1時間以上要すること。
中途覚醒	一旦入眠した後に何度も眼が覚めること。
早朝覚醒	通常起床時間の2時間以上前に覚醒し，その後入眠できないこと。

※これらの状態が週に3回以上あり，それが1ヵ月以上に渡って継続する場合は，専門家に相談することが望ましい。

<「眠れない状態」を表す用語>
過眠症（ナルコレプシー）
・日中の耐え難い眠気発作と居眠りを特徴とし，危険作業中や面談中など通常では考えられない状況下において発作的に眠ってしまう。

睡眠相後退症候群
・10～20歳代の若年単身者などで見られる頻回欠席者の中には，睡眠時間帯が極端な遅寝遅起き（明け方にならないと眠れず，昼過ぎになってようやく起床する）が固定化され，体調や社会生活に支障をきたす。

睡眠関連呼吸障害
→睡眠中の呼吸障害により生じる。
→代表的なものに「睡眠時無呼吸症候群」がある。
→睡眠中に10秒以上連続して呼吸をしない状態（無呼吸）が反復して認められる。
　　― 閉塞性タイプ ― 肥満や喉の構造異常により，気道が狭くなることで起きる。
　　― 中枢性タイプ ― 呼吸運動機能自体の異常で起こる。
→閉塞性タイプでは，無呼吸による中途覚醒・睡眠の分断化とこれによる日中の強い眠気や集中力低下，いびき，全身倦怠感，朝の頭痛などが特徴。
→無呼吸時には酸素不足となるため，脳や心臓の障害を合併する場合がある。

4 th　ステージ

あんなこと？こんなこと！7

先輩からのアドバイス

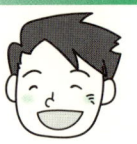

　　メン太と先輩，そしてカウンセラーは，そのまま廊下で短い立ち話をしました。
　　今日の天気の話とか，昨日のプロ野球の試合結果とか，そんな世間話でした。
　　でもメン太は，少しうわの空で会話には「ああ，はい」「そうですね……」と適当に相槌をうっていました。

　　カウンセラーと別れ，先輩とメン太は自分たちの部署に戻りながら話をしました。
　　先輩からはいきなり，
　「おい，メン太，どうした？なんだかさっきからボーっとしているなぁ。何かあったのか？」
　と聞かれました。

　　別に何かあったわけじゃありません。
　　ちょっと考え事をしているだけです……。

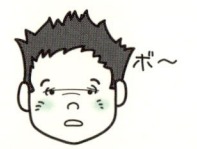

ボ〜

　　何も言わないメン太に，先輩は「おい，お前『案ずるより産むが易し』ってことわざ，知ってるか？」
　と言いました。

案ずるより産むが易し!!

　「知っています。」メン太はやっと口を開きました。

　　すると先輩は，「今のお前にピッタリじゃないか？何を悩んでいるか知らないが，迷っていることがあるならとりあえずやってみろって。案外どうってことないぞ！」

　　じゃあ！と言って，先輩は自分の持ち場に行ってしまいました。

　　メン太はまたもや悩んでしまいました。
　　先日，妹が言った「普通，普通〜」という言葉と，先輩からの「案ずるより

産むが易し」という言葉……。

　メン太はカウンセリングを受けることや相談室に行くか否かということを自分の中で白黒つけることに終始せず，今は「このような迷う状態」と向き合う期間なのかもしれない……という考えが頭をよぎりました。

　メン太にとって相談に行くことは「新しいこと」への挑戦，もしくは「新しいものを取り入れる」ことです。

　さぁ，メン太は葛藤をしながらも，考えるということを受け入れることにしたようです。
　これからどうなっていくでしょうか？
　カウンセラーとの最終面談は，ちゃんと受けるのでしょうか？

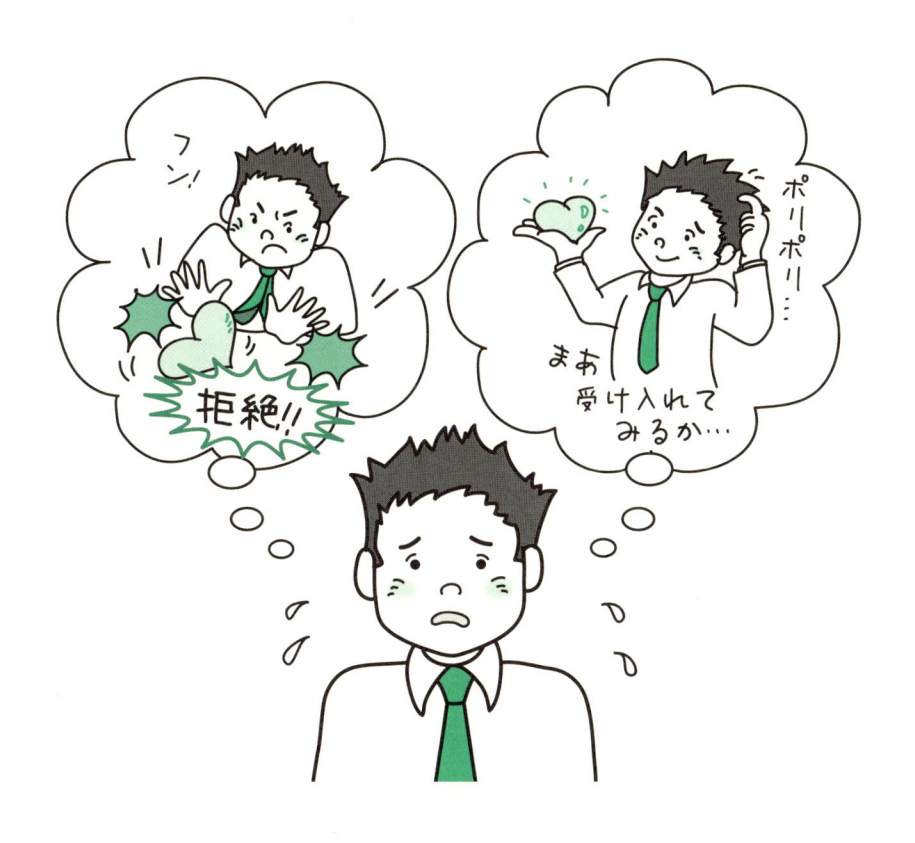

4th ステージ

LV:33

心の問題に関する調査について，誤っているものを一つ選びなさい。

① 2012年公益社団法人日本生産性本部が上場企業218社に実施した調査結果では，過去3年間において，企業内の「心の病」が増加する傾向にあると答えた企業は，37.6％であった。
② 心の病が最も多い年齢層は「40代」と答えた上場企業は36.2％であった。
③ 2011年度に国家公務員がとった1ヵ月以上の長期病欠の原因は，1位が悪性腫瘍(64.6％)で，2位がうつ病(9.2％)であった。
④ うつ病の有病率が2～5％であることを考慮すると，例えば，1,000人規模の事業所であれば，20～50人がうつ病に罹患しても不思議ではなく，決して珍しい病気でも例外的な状態でもないといえる。

解説

①②④の選択肢は正しいです。選択肢文のまま覚えるようにしましょう。
③　誤りです。1位と2位の疾患が逆です。1位がうつ病などの精神疾患で64.6％，2位が悪性腫瘍で9.2％でした。この結果を見てもうつ病などの精神疾患に罹患する人が増えていることがうかがえますね。

解答

解答は次ページの下欄にあります。

LV：34

心の問題に関する事柄のうち，正しいものを一つ選びなさい。

① 従来のうつ病と親和性が高いとされる病前性格には「組織に対する帰属意識が希薄」「自己中心的で責任感が弱い」という傾向ある。
② 過労自殺と認定された多くの人が直前まで「仕事ができる人」と評価されており，尚且つ，その7割以上が精神科等での治療を受けていた。
③ メンタルヘルスケアは特定個人を選別してアプローチするものでなく，職場環境の改善や上司を中心としたサポートシステムを活用することで対処することが望ましい。
④ 3時間睡眠を1週間続けるとホルモン・血糖値に異常が現れ，3～5時間睡眠を2週間継続すると，記憶力・認知能力・問題処理能力などの高次元神経機能は，2日眠っていない人と同じレベルまで低下する。

解説

① この選択肢文は誤りです。従来のうつ病に特徴的な病前性格は「自分自身に対する以上に周囲に配慮する」「ものごとの手順や順序を重視する」というような，真面目で几帳面な人が多くみられました。選択肢文の記述は，いわゆる「新型うつ」といわれる近年の若年者に見られるうつ病の人の傾向です。
② この選択肢文は誤りです。選択肢文中の「7割以上が治療を受けていた」というところが不正解です。実際は7割以上の人が治療を受けていなかったのです。
③ この選択肢は正しいです。メンタルヘルス疾患は決して珍しい病気ではありません。従って，誰か特定の人を対象にしたケアシステムを整備するよりも，会社全体を活性化させるような取り組みがメンタルヘルス不調の予防への取り組みに欠かせないのです。
④ この選択肢文は誤りです。3時間ではなくて，4時間が正解です。実は4時間の睡眠時間でも選択肢文のような不調に陥ります。そして，4～6時間の睡眠を2週間続けると，2日寝ていない人と同じくらいの状態になるといわれています。
もちろん，睡眠時間は人それぞれで，短い睡眠時間でも充分に休息が取れ

4th ステージ

解答
LV：33 ③

4 th ステージ

る人もいます。そのような人が必ずしも選択肢文のような状態になるとは言い切れません。しかし，実際，毎日4時間くらいの睡眠時間で，「最近，寝不足が続いているなぁ」「もう少しゆっくり寝ていたいなぁ」と感じている人は，要注意かもしれませんよ！

解答

LV：34 ③

LV：35

　メンタルヘルス不調への誤解について，誤っているものを一つ選びなさい。

① マスコミ等の不正確な事件報道などでメンタルヘルス不調者が危険という誤解があるが，実際，刑法犯の全検挙者において精神疾患者が占める比率は，0.9％である。
② メンタルヘルス不調は，その人の病気になりやすさ（発症脆弱性）とストレスを引き起こす環境要因が複雑に絡みあって起こるものであり，これを「脆弱性ストレスモデル」という。
③ 「ストレス脆弱性モデル」はその人の素質・生まれてからの学習と経験・遺伝などを見れば簡単に説明することができる。
④ メンタルヘルス不調は生活習慣病と同様に，ライフスタイルを改善したり，ストレスにうまく対処することによりかなりの部分を防ぎ得るものである。

解説

① この選択肢文は正しいです。実際，世間では精神疾患に罹患している人は危ない人（何か事件を起こす可能性がある人），というような印象がよく見受けられます。それは大変残念な誤解なのです。
② この選択肢文は正しいです。このまま理解するようにしましょう。
③ この選択肢文は誤りです。脆弱性ストレスモデルは素質・生まれてからの学習と経験・遺伝などから簡単に説明できるものではありません。
④ この選択肢文は正しいです。メンタルヘルス不調は，ライフスタイル，仕事の仕方などを振り返ることで簡単に予防することが可能なのです。

4thステージ

解答

LV：35　③

ちょっとひと休み

「自分の役割について考える」

　さて，皆さん，自分の役割について考えてみたことがありますか？
　この質問に対しては，ハッキリと「Yes」と答えられる人も少なくないと思います。私たち人間は社会という人と人との場で生きています。人と人とが形成する社会なので，それぞれの得意分野を活かし，何らかの役割を担って生活しているのです。
　ところが近年，とても残念なことに自分自身の役割を認識できず，疎外感を感じることで，社会に対して一方的な不満や怒りを覚える人も増えています。

　役割とは，誰かから「あなたの役割はこれですよ」と言われて「ハイ，そうですか」と認識するものではありません。社会の中で実際に人と関わり，時には傷ついて，時には感動して，そんなことを繰り返すことで，周囲のことが分かり，自分のことも分かってきます。そうしているうちに，自分が属する社会の中で「あぁ，こんなことをすれば周囲の人が喜んでくれる」とか「こうすると自分は人の役に立てるなぁ」ということが明確になってきます。
　あとはこうして見つけた自分を活かす方法を毎日繰り返していくうちに，だんだんとそれが板についてくるようになります。それがあなたの役割となるのです。

　社会における自分の役割……という大きなテーマで考えると漠然としてしまったり，そんな大きな役割なんて担えない……と及び腰になってしまうでしょう。そんなことにならないように，「社会」というものを，あなたが属する身近な人間関係に当てはめてみてください。友達同士，仕事仲間，家族，恋人同士，などの小さな単位の社会で充分です。
　友人同士なら「自分は聴き役だなぁ」とか，仕事仲間では「自分は旗振り役だぞ！」など，それぞれの役割が見えてくるはずです。

　自分には役割なんて無いし，関係ない，と思わないでくださいね。私たちはたとえどんなに小さなことでもお互いが持ちつ持たれつなのです。あなたが誰かのために役割を担えば，きっとどこかで誰かもあなたのために何らかの役割を担っているはずです。そんな「持ちつ持たれつ」を探しながら人間関係を見てみるのも面白いですよ！

ファイナル ステージ＜前編＞

ファイナル ステージ＜前編＞で学ぶこと

● 学習すること ●

　このステージ（前編）では，ストレス軽減やストレスへの対処に有効なものについて考えます。その一つが睡眠（休養）です。4 thステージで睡眠障害等についての学習をしましたね。このステージでは，快適な睡眠の確保について学びます。睡眠と健康の密接な関係について理解しましょう。

　またその他，ストレスへの対処法として呼吸法や漸進的筋弛緩法，自律訓練法などの具体的な方法について学びます。

　最後はソーシャルサポート（社会資源）についてです。我々は社会の中に生き，さまざまなサポートを受けたり提供したりして生きています。それらのサポートにはどのようなものがあるか学びましょう。

学習のヒント

　このステージでは，以下のキーワードを習得するようにしましょう！
・睡眠
・ストレスの軽減・対処法
・呼吸法
・漸進的筋弛緩法
・自律訓練法
・ソーシャルサポート

ファイナル ステージ＜前編＞

あんなこと?こんなこと! 8

何気ないことにも大切な意味が詰まっている

　メンタルヘルスケア計画の一環で行なわれている社員を対象としたカウンセリング期間ももうそろそろ終わりを迎えます。
　今回対象となった社員達は忙しい業務の中，職場の配慮などもあり何とか時間を見つけてカウンセリングを受けることができました。
　もちろん，悩みの無い社員の方が多いので，「悩みを話す」というよりは，この機会に自分の仕事の仕方を振り返る，とか，将来へのビジョンなどについて話合うことがほとんどです。

　そして，メン太もその中の一人です。

　カウンセラーは対象者名簿を確認し，期間中に面談が終わっていない社員がいないかチェックしました。
　面談が未終了なのは，3人。
　そのうちの2人は既に予約が入っていますが，残る一人は……。

　メン太です。

　そこで，カウンセラーは最終面談のお誘いをするべく，メン太にこんな手紙を書きました。
　果たして，メン太は面談に来てくれるのでしょうか？

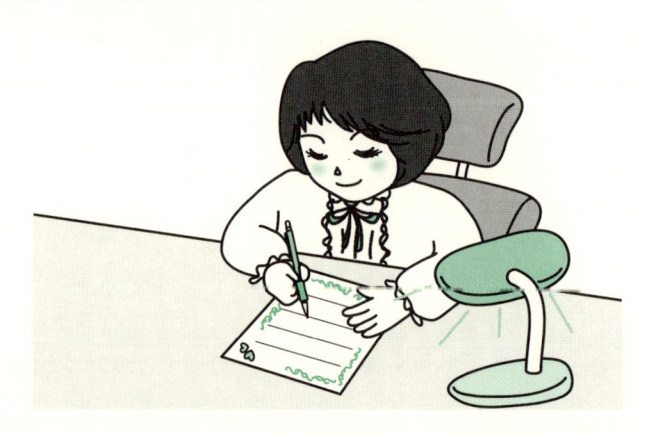

メン太への手紙

親愛なるメン太様
　こんにちは！毎日お忙しく業務に励んでいらっしゃることと思います。
　そんなお忙しいところを大変申し訳ないのですが、メンタルヘルスケア計画の面談期間がそろそろ終了を迎えます。そこでお時間を作っていただき、相談室にお越しいただけないでしょうか。

　今回の面談を受けられた方はメン太さんと同年代の方々ばかりです。
　皆さんは相談室では「悩みを話す」というよりは、これを機にご自身の仕事の仕方を見直したりされています。もちろん、仕事に限らず、日頃感じていることなどをざっくばらんにお話してくださる方もいらっしゃいます。

　メン太さんもあまり「何かを話さなくちゃ！」とプレッシャーを感じることなく、気軽な気持ちで相談室にいらしていただければ嬉しく思います。
　日常の何気ない話の中にも、ご自身にとって大切なことがたくさん詰まっています。

　それでは、またお目にかかってお話ができることを楽しみにしています。

　　　　　　　　　　　　　　　カウンセラーより

ファイナルステージ〈前編〉

LV：36

　ストレスへの対処と軽減方法について，誤っているものを一つ選びなさい。
① 人間は休養によって疲労を解消し，特に睡眠は身体の休息と言われ，心身の健康を維持するために欠かせない。
② 睡眠不足が続くと作業効率の低下や情緒不安定などを招き，実際に労働災害や交通事故の背景には睡眠の問題があることが多い。
③ 睡眠不足が長期に渡ると疲労の蓄積，心循環器系への負担が増し，高血圧，糖尿病，心臓病，脳卒中などの生活習慣病のリスクを高める。
④ 「健康づくりのための睡眠指針」（厚生労働省2003）によると，睡眠時間・睡眠パターンは個人差があるので，8時間睡眠にこだわらなくてもよいとされている。

解説

① この選択肢文は誤りです。確かに睡眠は身体の疲れも癒しますが，実は睡眠は「脳の休息」といわれています。身体を休めることも大切ですが，我々にとって眠ることは脳を休め，明日の活力を取り戻すために大切なのです。
② この選択肢文は正しいです。睡眠による経済損失については，4thステージで学びましたね！
③ この選択肢文は正しいです。眠らないということは単に疲労が蓄積するだけでなく，さまざまな病気を引き起こします。また，うつ病などの精神疾患のリスクも高くなります。
④ この選択肢文は正しいです。人によって睡眠時間やパターンはさまざまです。必ずしも8時間眠らないといけない，ということはないようですよ！自分の睡眠リズムを大切にして，快適な睡眠を確保することが重要です。

解答

解答は次ページの下欄にあります。

LV：37

快適な睡眠確保のために，正しいものを一つ選びなさい。
① 眠気を生じさせるホルモンであるメラトニンは，朝日を浴びることで生成され，身体に分泌されるのは朝日を浴びてから12時間後である。
② 昼間は活動のために交感神経が優位となり，夜は休息するよう副交感神経が優位となる。
③ 睡眠時間は8時間が最も望ましい。
④ さまざまな睡眠健康法を実行しても寝つけない，熟睡感がない場合でも，焦らず気長に寝る工夫を続けることが大切である。

解説

① 誤りです。12時間ではなく，メラトニンが体内で分泌されるのは，朝日を浴びてから14～16時間後と言われています。つまり，朝8時に朝日を浴びると14時間後の22時に眠気が生じることになります。
② この選択肢は正しいです。交感神経と副交感神経のはたらきについてはこの選択肢文をこのまま覚えておきましょう！
③ 誤りです。睡眠時間や睡眠パターンは個人差が大きいので，8時間睡眠にこだわらないことが大切であるといわれています。
④ 誤りです。確かに寝る工夫を続けることは大切ですが，それでも「眠れない」「熟睡感がない」という場合は我慢したり一人で悩まず，早めに事業所の産業保健スタッフや専門家に相談しましょう。

ファイナル ステージ〈前編〉

解答

LV：36 ① LV：37 ②

ファイナル ステージ＜前編＞

ノート de クリア！

健康づくりのための睡眠指針 （厚生労働省2003）

＜抜粋＞

1）睡眠は人それぞれ	
	①自分にあった睡眠時間があり，8時間にこだわらない。
	②寝床で長く過ごしすぎると熟眠感が減る。
2）快適な睡眠は，自らつくりだす	
	①夕食後のカフェインの摂取は寝つきを悪くする
	②「睡眠薬代わりの寝酒」は睡眠の質を悪くする。
3）寝る前に自分なりのリラックス法	
	①ぬるめの入浴，音楽，香り，ストレッチ　など
	②眠たくなってから寝る
4）目が覚めたら光を浴びる	
	①同じ時刻に毎日起床
	②目が覚めたら光を浴びて体内時計をスイッチオン！
5）午後の眠気をやり過ごす	
	①短い昼寝でリフレッシュ(15時前後の20〜30分程度で)
	②長い昼寝はかえってボンヤリのもと
6）睡眠障害は専門家に相談	
	①睡眠障害は「身体や心の病気」のサインのことがある
	②睡眠中の激しいいびき，足のむずむず感，歯ぎしりも要注意

LV:38

ストレスへの対処法として誤っているものを一つ選びなさい。

① 運動は，寝つきを良くし，睡眠時間を長くし，睡眠を深くするという点で睡眠の質の改善に効果が認められる。
② ストレス耐性を高めるためにはビタミンＣ，たんぱく質，カルシウムを充分にとると良いといわれている。
③ ビタミンＢ群を多く含む食品として，豚肉，乳製品，レバー，納豆があり，ビタミンＣは野菜，果物に含まれています。ストレスがかかると喫煙量や酒量が増えますが，これらの食品を時々摂取していれば問題ない。
④ ヨガ，アロマテラピーなどのリラクゼーション活動方法に共通するポイントは，楽な姿勢，服装で行なうこと，心を向ける対象をつくること，などである。

解説

① この選択肢文は正しいです。適度な運動は選択肢文のような効果をもたらします。しかし，これはあくまでも軽い有酸素運動程度のものです。激しい筋肉トレーニングや長距離ジョギングなどはかえって身体を疲れさせるので，気をつけましょう。
② この選択肢文は正しいです。ビタミンＣ，たんぱく質，カルシウムは身体に良いだけではなく，心も健康にしてくれます。積極的に摂取しましょう。
③ 誤りです。喫煙量や酒量が増えると特にビタミンＣが失われていきます。従って，「時々摂取する」のではなく，意識的にこれらを補っていく必要があります。
④ この選択肢文は正しいです。ストレスを軽減させるリラクゼーション活動には様々なものがあります。いずれの方法においても，共通するポイントが選択肢文のようなことです。
　また，「心を向ける対象」とは，例えば「私は落ち着いている」という言葉を自分にかけたり，その状態をイメージしたりすることをいいます。

ファイナルステージ〈前編〉

解答

解答は次ページの下欄にあります。

LV:39

ストレス軽減につながる呼吸法について，正しいものを一つ選びなさい。

① 漸進的筋弛緩法は，意図的に筋肉の緊張状態をつくり，その状態に慣れてストレスを感じさせなくする方法である。
② 緊張や不安な状態に陥ると腹式呼吸になるため，横隔膜を上下させる胸式呼吸はストレスを和らげるのに有効である。
③ 自律訓練法は，自己暗示の練習によって不安や緊張を軽減させ，筋肉を弛緩させることで自律神経系のバランスを整える方法である。
④ 心身をリラックスさせる呼吸法は，4拍で息を吸い，8拍でゆっくりと息を吐くということを繰り返すが，最初はこれを5分続けられることを目標にするとよい。

解説

① この選択肢文は誤りです。漸進的筋弛緩法は，確かに意図的に筋肉を緊張状態にしますが，そこからストンと力を抜いて脱力状態にもっていきます。その緊張とリラックスの対照的な状態をつくり出すことで，脱力した状態，つまりリラックスした状態を体験できるようにするものです。ストレスが続いて緊張状態にあるとなかなかリラックス状態に身体をもっていくことができません。そのようなときに，漸進的筋弛緩法は役立ちます。
② この選択肢文は誤りです。文中の腹式と胸式の記述が逆です。緊張や不安な状態では人は胸式呼吸になり呼吸そのものが浅くなります。そこで，横隔膜を上下させる腹式呼吸をすると気持ちが落ち着きストレスを和らげる効果があります。
③ この選択肢文は正しいです。自律訓練法は自己暗示の練習によって自律神経系のバランスを整える方法です。自律訓練法には重感練習と温感練習などがあります。
④ この選択肢文は誤りです。5分は大変ですね！最初は3分を目標に行なうのがよいといわれています。

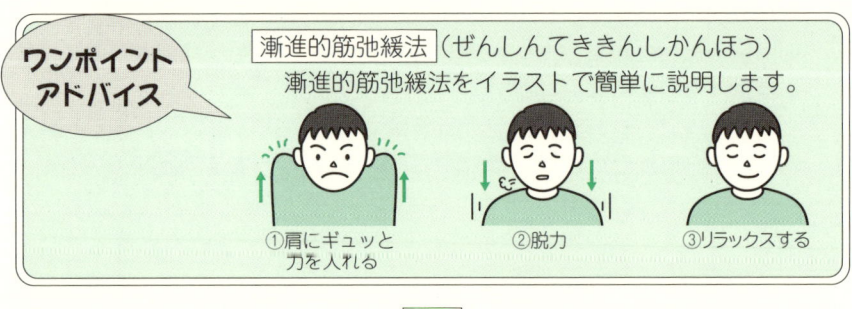

ワンポイントアドバイス

漸進的筋弛緩法（ぜんしんてききんしかんほう）
漸進的筋弛緩法をイラストで簡単に説明します。

①肩にギュッと力を入れる　②脱力　③リラックスする

解答

LV:38 ③

LV：40

ソーシャルサポートについて，以下の組合せで誤っているものを一つ選びなさい。

①	情緒的サポート	周囲からの励ましや受容によってやる気を起こさせてくれるサポート
②	情報的サポート	課題解決のために役立つ情報を与えてくれる
③	道具的サポート	実際に課題解決の手助けをするサポート
④	評価的サポート	サッカーのサポーターの声援のように声をかけて励ますサポート

解説

これは簡単な問題でしたね！ソーシャルサポートにはさまざまなものがあります。設問の代表的な４つを「ワンポイントアドバイス」にまとめましたので，参考に学習してください。

ワンポイントアドバイス

ソーシャルサポート
４つのソーシャルサポートについて紹介します。

４種のソーシャルサポート	
情緒的サポート	周囲の者が受容的であることで，情緒が安定し，やる気が起こる
情報的サポート	問題解決を間接的に進める。 →相手が必要な知識を与える，助言する，処理する。
道具的サポート	問題解決を直接的に進める。 →共同で処理をする，効率化のために処置をする
評価的サポート	自信が深まる，今後のことについて積極的になる。 →努力を評価する，ほめる，処理できた仕事をフィードバックする

ファイナル ステージ〈前編〉

解答

LV：39 ③

LV：41

ソーシャルサポートについて，誤っているものを一つ選びなさい。
① 上司からのサポートは仕事でのトラブル解決などに有形無形の援助をもたらすため，大切なソーシャルサポートである。
② 家族からのサポートは職場での心身の疲れを癒すことができるため，重要なソーシャルサポートである。
③ 給料のような物質的サポートは仕事でのやりがいに比べるとあまり重要なソーシャルサポートとはいえない。
④ 会社は一日のほとんどを過ごすため，そこでの仕事のやりがいや自己実現を図ることは心理的な安寧がサポートされることを意味する。

解説

① この選択肢文は正しいです。職場で何かトラブルがあった時，上司だけでなく同僚からの何らかのサポートがあると大変なことも前向きな気持ちで解決に向けて取り組むことができますね！
② この選択肢文は正しいです。職場での疲れも家族の笑顔を見ると吹き飛ぶ！という方も多くいらっしゃいます。ストレス軽減のためにも明るく楽しい家庭はとても重要ですね。
③ この選択肢文は誤りです。確かに，世の中にはお給料だけが目的で働いているわけではない方も多くいらっしゃいます。そこにはお金では量れないやりがいや生きがいなどがあるはずです。しかし，お給料のような物質的サポートもやはり大切なものなので，選択肢文中にある「あまり重要ではない」という記述は誤りです。
④ この選択肢文は正しいです。繰り返し出てきますが，やりがいや生きがいというものは働く上ではとても重要です。これらをもって仕事に取り組めるということは，心理的な安寧があるということがいえます。

解答

LV：40 ④

LV：42

ソーシャルサポートについて，正しいものを一つ選びなさい。
① ソーシャルサポートはそのサポート源となるもの（人）を思い浮かべるだけでも，充分な心のサポートにつながる。
② ソーシャルサポートの乏しさを示す社会的孤立のサインには，孤立感を感じることなく頼れる友人を見つけることができる，というものがある。
③ ソーシャルサポートが乏しい場合に生じる社会的孤立に該当するサインは全部で8つ挙げられている。
④ ときどき世界で一人ぼっちのような感じがする，というものはソーシャルサポートの乏しさを示す社会的孤立のサインに該当する。

解説

① この選択肢文は誤りです。確かに，ソーシャルサポートを活用するためにはまず，自分にとってどのようなソーシャルサポートが存在するのか？ということを思い浮かべることは大切です。しかし，ソーシャルサポートは実際に活用することによってその意味を成すので，選択肢文中の「思い浮かべるだけで」という記述は誤りです。
② この選択肢文は誤りです。そもそもこの文章自体がおかしいですね。孤立感を感じることなく頼れる友人を見つけることができる人は，おそらく社会的孤立をしていないと考えられます。
③ この選択肢文は誤りです。公式テキストではソーシャルサポートが乏しい場合に生じる社会的孤立といわれるサインが9つ紹介されています。詳しくは，「ワンポイントアドバイス」を参考にしてください。
④ この選択肢文は正しいです。これも選択肢③と同様，「ワンポイントアドバイス」を参考にしてください。

ファイナル ステージ〈前編〉

解答
LV：41 ③

ファイナル ステージ＜前編＞

> **ワンポイント アドバイス**

ソーシャルサポートの乏しさを示す社会的孤立サイン
公式テキストでは以下の9つが紹介されています。該当する数が多いほどソーシャルサポート源が不足していると考えられます。あなたは大丈夫？

1）時々世界で一人ぼっちの感じがする
2）望むほどには友人に招かれて外出することがない
3）よく孤独感を覚える
4）頼れる友人を見つけることは困難だ
5）親しくしていても，なかなか友人になれない
6）今の生活で，友好的な雰囲気を楽しめる機会はない
7）他の人を頼りにできるほどのつながりはない
8）人は親切で援助的だと思えない
9）友人を訪ねることにためらいがある

―― 解答 ――

LV：42 ④

LV：43

ソーシャルサポートの充実に関連した考えや行動について誤っているものを一つ選びなさい。

① サポートは基本的にギブ・アンド・テイクであるので，相手からサポートを得るためには，時には自分も相手のサポート源になる必要がある。
② 情緒的サポート，情報的サポート，道具的サポート，評価的サポートはそれぞれ重複しないので，それぞれの役割を担ってくれる人を区別しておく。
③ サポートしてほしい人には，まず自分から何らかのアプローチを行なう必要があるため，日頃から挨拶などをきちんと行なっておくことが望ましい。
④ サポートを得るためといって無理をするのは禁物であるため，最初から無理に打ち解けようとしなくてもよい。

解説

① この選択肢文は正しいです。選択肢文のとおりですね。サポートは受けるだけではなく，時には自分も誰かのサポートをすることが大切です。そのような持ちつ持たれつの関係が良好な人間関係の形成には欠かせません。
② この選択肢文は誤りです。文中の「重複しないので……」というところが誤りです。人物によっては情緒的サポート役にもなり，評価的サポート役になってくれる人もいますし。もちろん，全てを兼ね備えている人だっているでしょう。なので，自分にとってどんなサポートを提供してくれる人物なのかを日頃から認識し，必要な時にサポートの提供をお願いするようにしましょう。
③ この選択肢文は正しいです。そうですね。日頃からの小さなやり取りが大切です。選択肢④にもつながりますが，例えばもともと無口な人があまり無理に長話をしようと頑張る必要はありません。コミュニケーションは，日頃の挨拶と「ありがとう」とか「お疲れ様です」などの短い声かけを行なうだけでも充分です。このような小さなコミュニケーションの積み重ねがサポートにつながる大切な行動です。
④ この選択肢文は正しいです。選択肢③でも述べましたが，サポートを得るためと言って，無理に頑張り過ぎることはありません。また，出会った

解答

解答は次ページの下欄にあります。

ばかりの人とすぐ打ち解けられない，と悩む方もいらっしゃいますが，多くの場合，出会ってすぐはぎこちないやり取りがされることの方が多いものです。慌てず焦らず頑張り過ぎず，③ でも述べた小さなコミュニケーションを続けて，ゆっくりと人間関係をつくりましょう。それが無理のないサポートのギブ・アンド・テイクにつながりますよ！

解答

LV：43 ②

あんなこと？こんなこと！9

「悩む前に……」，という意味

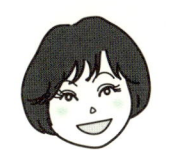

　メン太は仕事を終えて帰宅しました。
　家に帰ると居間には妹がいて，通学用のカバンから本やレポート用紙などを出して何やら書いているところでした。

　「あ，お兄ちゃんお帰りー」
　先日，メン太と喧嘩したことなどコロッと忘れているかのような妹の顔です。

　「ただいま」メン太は答えました。
　「お前，何書いてるんだ？」と妹の宿題らしきレポートを覗き込みました。

　「大学のレポート書いてるの」と妹は答え，続けて，
　「社会福祉の支援事業について調べてるんだ。利用方法とか，簡単な検索方法とか……」

　利用方法と検索方法？
　「そんなの別に使いたいときに使いたい人が勝手に調べて使えばいいじゃないか。施設や事業が逃げるわけじゃないだろうし……。」とメン太は妹に言いました。

　すると，妹はキッと顔を上げてメン太に言いました。
　「重い病気になっていたり，重度のケガを負っていたりして調べられない状態だったらどうするの？資料を取り寄せたり，窓口に相談に出向けなかったらどうするの？」

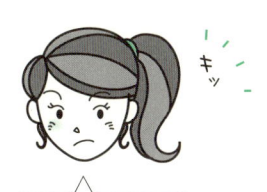

　いつになく真剣な表情の妹です。
　「お兄ちゃんは健康で何も困ってないから準備する大切さが分からないんだよ。いざという時のために，情報を整理しておいたり，支援機関を知っておくことは社会にとって大切なんだよ！」

いざというときのために大切！

ファイナルステージ〈前編〉

ファイナル ステージ＜前編＞

　今日は何だかメン太が妹にお説教をされてしまいました……。
　そういえば，妹は福祉系の大学に通っていて，将来は人のためになるような仕事に就きたいと日頃から言っています。

　「ふーん……」何も適当な言葉が見つからなかったので，ふーん……と言うしかないメン太でした。

　事前の情報整理，知っておく大切さ，か……。
　メン太はふと，先輩のことを思い出しました。

　先輩もそういうつもりで相談室を利用していたのかな。
　いざという時のために……。もしかすると，「いざという時」が起こらないようにするために，自分の考えを整理しに行っていたのかも。

　メン太はずっと心の中に引っかかっていた謎というか，モヤモヤのようなものが少し晴れた気がしました。

　あ，そうだ。
　最終面談を申し込まなくちゃいけなかったなぁ。
　まぁ，行ってみるか……。

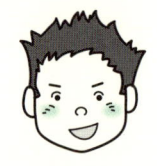

　さて，まだまだスッキリはしないものの，最終面談には行ってみようかな，という気持ちになったようです。
　最後の面談で，メン太はカウンセラーとどんな話をするのでしょうね？

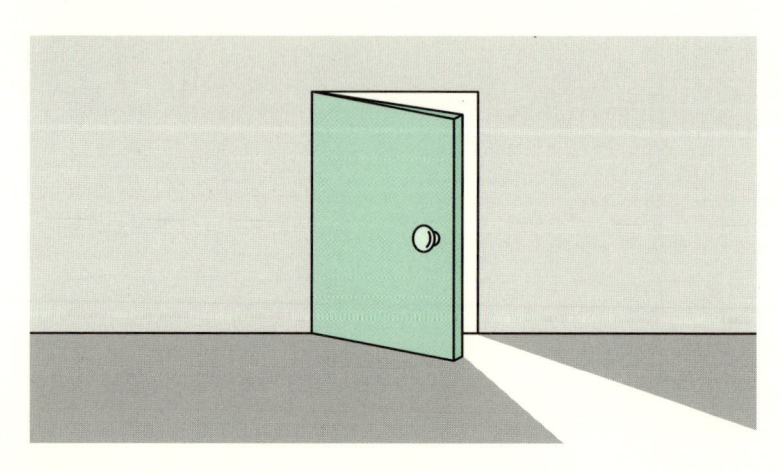

ちょっとひと休み

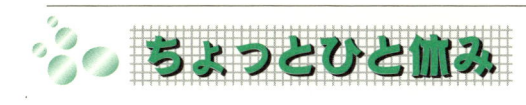

「ソーシャルサポート」について考えましょう

　ここまでの設問にソーシャルサポートの話がたくさん出てきましたね。この機会にあなたの周りのソーシャルサポートについて考えてみましょう。
　以下の図はメンタルヘルス・マネジメント検定公式テキストに載っているものです。使い方は簡単です。
　中心の「☆」はあなた自身です。あなたの周りにあなたをサポートしてくれそうな人を○印で書き込みましょう。○印には，父・母・兄弟などや，友人のイニシャルなどを書いてください。
　また，あなた「☆」に近い位置ほど，あなたにとって親密な人であるという意味です。

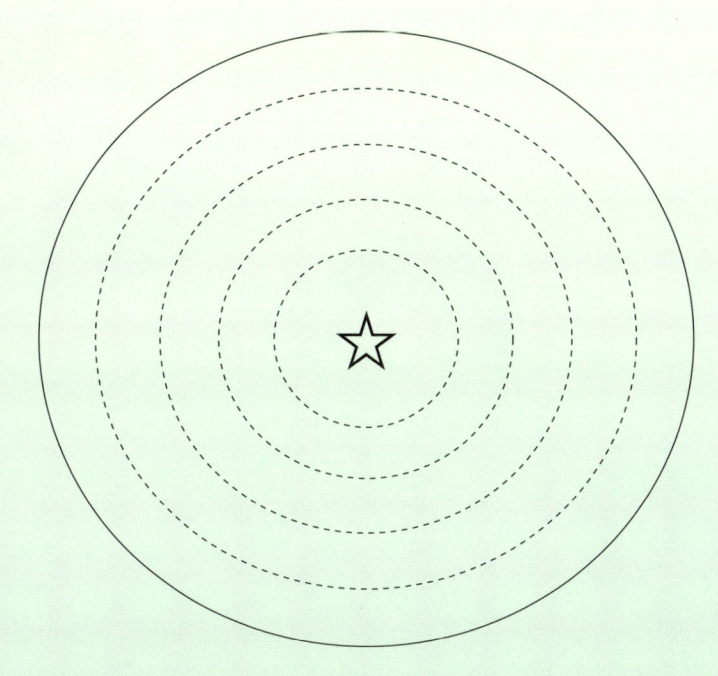

　さて，書き入れましたか？
　書いたところで，次のことを考えてみてください。
　　1）あなたはこの人たちとの関係に満足していますか？
　　2）記入した以外の人達で，この中に入れたい人はいますか？

ファイナル ステージ＜前編＞

　いかがでしょうか？改めて考えてみると，誰にでもソーシャルサポート源は存在します。たとえ一人でも大切なソーシャルサポート源です。
　自分は友達が少ない，自分なんて誰も助けてくれない，と悲観するのではなく，ソーシャルサポート源を振り返ることで，自身が助けられていることを認識して周囲を見てみるとあなたを取り巻く人間関係も今以上に良いものになるかもしれませんね！

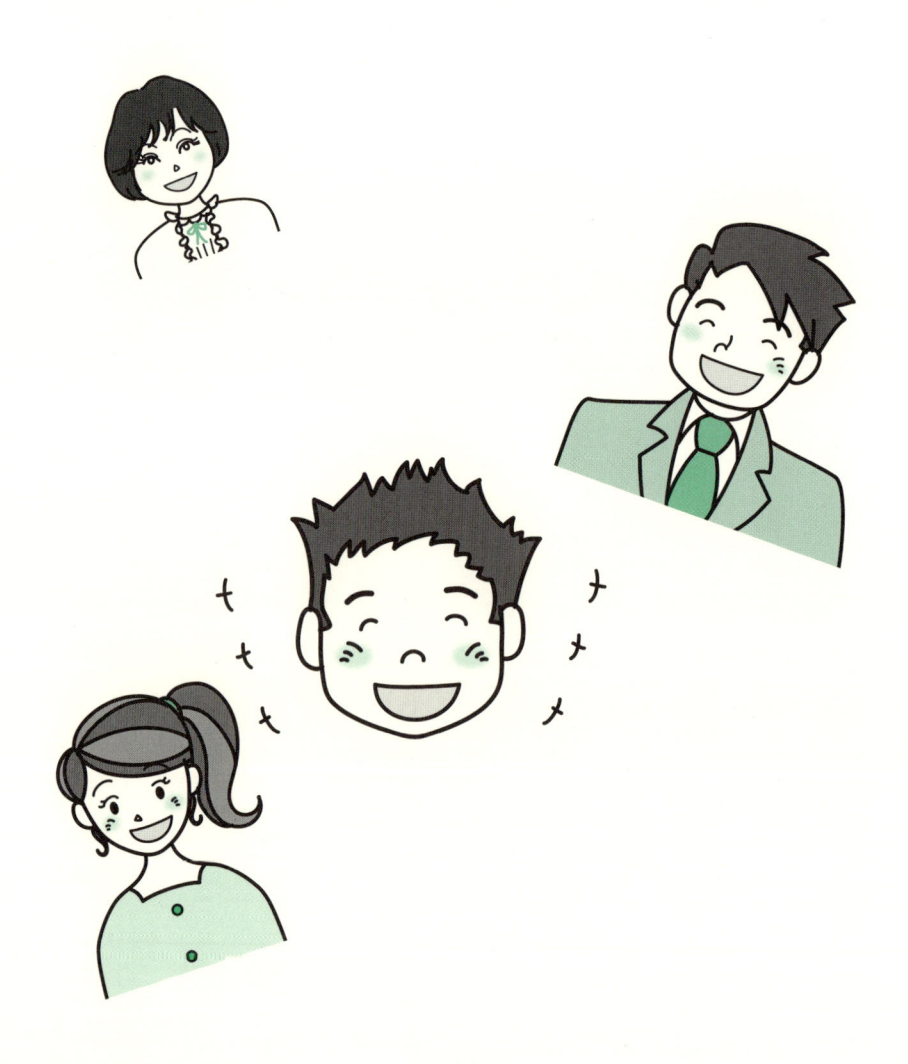

ファイナル ステージ＜後編＞

ファイナル ステージ＜後編＞で学ぶこと

● 学習すること ●

　さぁ，ここからが正真正銘のファイナルステージです。ここではストレスへの対処方法としてのストレスコーピングの話が再び登場します。その他，コミュニケーションについての知識やアサーション（自己表現）についての用語もいくつか出てきます。
　それから万が一，心身の不調が生じた際の専門医療機関へのかかり方，選び方から，最終問題は薬のことについての学習もあります。
　難しい用語が出てきますが，問題の解説や「ワンポイントアドバイス」を参考に学習を深めてください！
　このステージをクリアすれば晴れてあなたもメンタルヘルス通（ツウ）になれるかもしれませんよ！

学習のヒント

このステージでは，以下のキーワードを習得するようにしましょう！
・ストレスコーピング
・言語的・非言語的コミュニケーション
・アサーション
・専門医療機関について
・薬物療法

ファイナル ステージ＜後編＞

あんなこと?こんなこと! 10

最終面談の行方は……

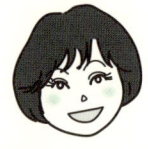

> メン太さん
> 来て下さって
> ありがとうございます

　メン太は最終面談のため，相談室を訪れました。
「メン太さん，こんにちは！お忙しいところ，ありがとうございます！」
と言って，カウンセラーは迎えてくれました。
　面談の最初は，天気の話など軽い世間話をしました。
　そんな世間話がひと段落すると，カウンセラーはニコニコして言いました。
「では，今日は最終日になりますが，あまり課題や悩みなどにとらわれず，メン太さんの思ったことや考えたことなどについて，ざっくばらんにお話ししましょうね。」

　するとメン太は，「じゃあ……」と言って，ここ最近，自分の周りで起きたこと，先輩の話，妹の話など，思いつくままに話をしました。

　カウンセラーはメン太の話に特に意見を挟むことなく，
「うんうん」と肯いて聴いています。

　ひとしきりメン太が話終わると，カウンセラーはそのまま2～3秒黙って何かを考えている様子でした。
そしてメン太に，
「ここ数日の間にメン太さんには，いろいろな気づきがあったのですね。」と，言いました。

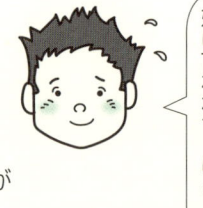

> 妹に言われちゃいました

　カウンセラーによると，「気づく」ということはとても大切なことで，気づきは一人で得られる場合と，他者からの語りかけで得られる場合があるということらしく……。
　また，気づくことで対処法を考えたり，今後起こり得ることを予測して行動することができたり……と，自分にとって良い変化をもたらすものらしかった。

　メン太には，「予測」という言葉が心にヒットしました。

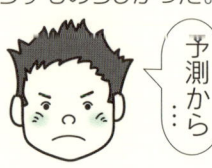

> 予測から…

あんなこと？こんなこと！10

　そうか，相談するということは，悩みがある時はもちろんだけど，自分を変えていきたいと思ったときや，これから起こり得ることに対応する準備をするためにも効果があるんだなぁ，とメン太は思うことができました。

　それならメン太にも活用できそうです。

　それからメン太とカウンセラーは，問題への対処の仕方，問題が起こった場合に備えての自分自身のあり方など，仕事の仕方にもつながるような話をいくつかしました。

　面談時間が終了し，相談室を後にする時，カウンセラーが，
「メン太さん，今日はお越しいただいて本当にありがとうございました。またぜひ，機会がありましたら，気軽に来所なさってくださいね！」

　メン太はその言葉に，ちょっと微笑んで「ありがとうございました」と言って相談室を後にしました。

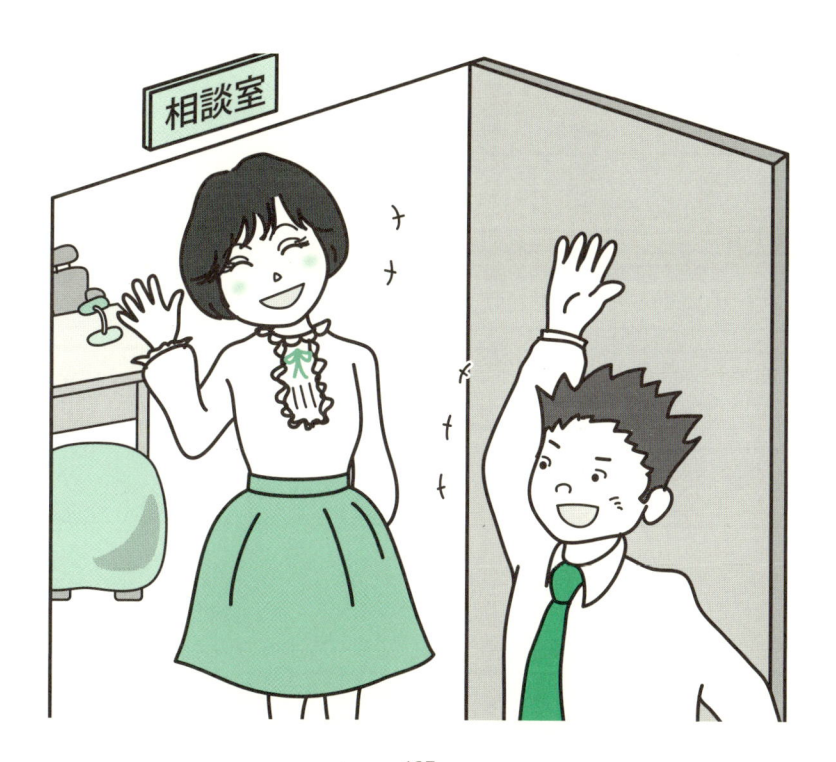

ファイナル ステージ〈後編〉

LV：44

　ストレスコーピングの記述について，正しい組合せのものを一つ選びなさい。

①	嫌な仕事を早く片付けるなど，悩みや苦境の原因を取り除く。	問題焦点型コーピング
②	受けた刺激を嫌だと思わないようにする。	情動焦点型コーピング
③	漸進的筋弛緩法や自律訓練法などリラクセーションに努める。	問題焦点型コーピング
④	身体を動かして心身のリフレッシュを図る。	問題焦点型コーピング

▎解説

　ストレスコーピングは 3 rd ステージで既に学習しましたね！
　上記の設問を正しい分類に分けると以下のようになります。このまま覚えるようにしましょう！

①	嫌な仕事を早く片付けるなど，悩みや苦境の原因を取り除く。	問題焦点型コーピング
②	受けた刺激を嫌だと思わないようにする。	問題焦点型コーピング
③	漸進的筋弛緩法や自律訓練法などリラクセーションに努める。	情動焦点型コーピング
④	身体を動かして心身のリフレッシュを図る。	情動焦点型コーピング

▎解答

解答は次ページの下欄にあります。

LV:45

コミュニケーションについて正しいものを一つ選びなさい。
① 心理学者 Mehrabian は，言語的コミュニケーションと非言語的コミュニケーションを比較すると，非言語的コミュニケーションは7％，言語的コミュニケーションは93％を占めていると発表している。
② コミュニケーションは他者とのやり取りをのみを指してコミュニケーションと呼ばれている。
③ 建設的な人間関係に必要な条件は，相手の話に「条件的に肯定的関心」を示すことである。
④ 建設的な人間関係に必要な条件として，聴き手は「自分に正直」であることが重要である。

解説

① この選択肢文は誤りです。非言語的コミュニケーションと言語的コミュニケーションのパーセンテージの記述が逆です。アメリカの心理学者である Mehrabian は以下のように述べています。

言語的コミュニケーション	7％
非言語的コミュニケーション（言葉以外のしぐさ，表情，態度など）	93％

必ずしも常にこの割合どおりのコミュニケーションを行なっているとはいえませんが，それでも確かに私たちは他人の態度や顔色などを伺って話をすることが多くありますね！

② この選択肢文は誤りです。コミュニケーションには他者との会話だけでなく，内省的思考つまり「内的なコミュニケーション」と言って自分自身に語りかけて問題解決などを図るコミュニケーションもあります。
③ この選択肢文は誤りです。「条件的……」ではなく，「無条件の肯定的関心」が正しいです。
④ この選択肢文は正しいです。建設的な人間関係を築くために大切なことの一つに，聴き手が自分に正直である，ということがあります。例えば全く関心がもてないこと，共感できないことに対して無理に愛想笑いをした

解答

LV:44 ①

り，無理に話を合わせることは，その場は良くても結果として偽りの関係を作ることになります。
聴き手はそのような場合には，話し手の考えを否定するのではなく，聴き手が心配していること，疑問に思うこと，などを丁寧に伝えて話し手の意見を聴くようにしましょう。
　人間関係は，無理に受け入れたり，相手を否定して説き伏せたりしなくても上記のような方法で構築することは充分に可能ですよ！

LV：46

「話すこと」について，正しいものを一つ選びなさい。

① アサーティブなコミュニケーションとは，自分のことは後回しにして相手が傷つかないように配慮した良いコミュニケーションのスタイルのことである。
② 自分を優先し，他人のことに配慮しない関係を非主張的(ノンアサーティブ)な関係という。
③ カウンセリングの効果は，話を聴いてもらうことで心がスッキリするということに尽きる。
④ カウンセリングには服薬のような即効性は無いが，継続することで自己の成長・発達を促すことができる。

解説

① この選択肢文は誤りです。確かに選択肢文のような態度は人を不愉快にさせることはないでしょう。しかし，もしあなたがこのコミュニケーションスタイルを続けていたら，きっとどこかでストレスが溜まって辛くなってしまうと思います。
　このようなコミュニケーションの態度は非主張的な関係(ノンアサーティブな関係)と言います。
② この選択肢文は誤りです。自分のことを優先して，他者に配慮しないコミュニケーションは攻撃的な関係(アグレッシブな関係)と言います。アサーションについては「ワンポイントアドバイス」でご紹介します。
③ この選択肢文は誤りです。確かにカウンセリングの効果の一つに「話を聴いてもらうことで心がスッキリする」ということが挙げられます。しかし，カウンセリングの効果はこれのみではなく，話すことによって「気づき」を得たり，自分の考えが整理できたり，時にはカウンセラーから有益なアドバイスをもらうことができたりします。
④ この選択肢文は正しいです。カウンセリングには即効性は無い場合が多いのですが，続けていただくうちに自己の成長や発達につながる効果が期待できます。

ファイナルステージ〈後編〉

解答

解答は次ページの下欄にあります。

ファイナル ステージ＜後編＞

ワンポイント アドバイス

アサーションって何？

アサーションとは「自己表現」のことで，その自己表現には以下の３つのスタイルがあります。できれば「アサーティブ」な関係を目指してコミュニケーションすることがストレスを溜めない方法ですよ！

アサーティブな関係	I'm OK．／You are OK．の関係 お互いの意見を尊重したコミュニケーション
ノンアサーティブな関係 （非主張的な関係）	I'm not OK．／You are OK．の関係 他者の意見を尊重し，自分は後回しの関係
アグレッシブな関係 （攻撃的な関係）	I'm OK．／You are not OK．の関係 自分の意見を優先し，他者を認めない関係

解答

LV：46 ④

LV:47

相談のための社内資源・社外資源について，誤っているものを一つ選びなさい。

① 1000人以上が働く事業所，有害な作業のある事業者で500人以上の社員がいる場合に，専属の産業医が基本的に常駐している。
② 職場における保健師は，法令上の選任の規定により，企業に常駐し社員の健康管理とメンタルヘルスに関する心理相談等を担当する。
③ ニーズに合わせて企業内では，精神保健福祉士，産業カウンセラー，臨床心理士なども社員の相談等に応じている。
④ 会社と関連して社外にある相談窓口には，EAP機関があり企業からの委託を受けてメンタルヘルスに関する相談を受けている。

解説

① この選択肢文は正しいです。ちなみに，50人以下の事業所では嘱託の産業医がいて，月に一度，事業所を訪れることになっています。
② この選択肢文は誤りです。選択肢文中の「法令上の選任の規定により」というところが誤りです。看護師や保健師には選任義務はありません。しかし，実際のところ，企業内では保健師がメンタルヘルスケアの第一線を担っていることが多くあります。
③ この選択肢文は正しいです。精神保健福祉士，産業カウンセラー，臨床心理士なども企業内に入って相談対応をしていることが多くあります。
④ この選択肢文は正しいです。EAPとは(Employee Assistance Program)の略で日本語では「従業員支援プログラム」などと訳されています。メンタルヘルスの知識を持った専門家が，社員の相談に応じてくれます。

解答

解答は次ページの下欄にあります。

LV:48

医療機関の種類と選び方について，正しいものを一つ選びなさい。

① 心に関わる疾患を扱う診療科には，精神科，神経科，精神神経科，心療内科があるが，神経内科は心に関わる疾患を扱う科ではない。
② 症状が主に身体の症状・疾患（心身症）として現れるものを扱う科が精神神経科である。
③ 症状が主に精神の症状・疾患として現れるものを扱う科が，心療内科である。
④ 心療内科は，精神神経科よりも心療内科の方が受診に抵抗感がないという理由から，精神神経科の医師が標榜している病院（科）を心療内科という。

解説

① この選択肢文は正しいです。神経内科は脳血管障害や神経の病気などを診る科で，心の病気とは異なります。
② この選択肢文は誤りです。症状が主に身体の症状・疾患（心身症）として現れるものを扱う科は心療内科です。
③ この選択肢文は誤りです。症状が主に精神の症状・疾患として現れるものを扱う科は精神神経科です。
④ この選択肢文は誤りです。確かに，選択肢文のような場合もあります。「精神神経科」という看板の病院よりも，「心療内科」の方が受診しやすいという患者側の想いに立って，精神科の医師が「心療内科」と標榜している場合もあります。しかし，心療内科は選択肢②のような疾患を扱う科なので，選択肢文④のような場合のみを心療内科と呼ぶわけではありません。

解答

LV:47 ②

LV：49

受診と治療について，誤っているものを一つ選びなさい。

① 吐き気や下痢などの身体症状が続き，内科等で検査を受けても所見が診られない場合は，主治医に相談して紹介状などを書いてもらい精神科・心療内科を受診することが望ましい。
② 「死にたい」などの気持ちは本人にしか分からないが，日頃からコミュニケーションを取ることによって変化がわかり，上司や周囲の人間によって受診を勧められ治療が始まる場合もある。
③ 心の病の治療は，第一に心理療法・精神療法などのカウンセリングを受け，その後，経過に応じて休養や薬物療法を行なう。
④ 心の病により休業した場合は焦らず，休業中は充分に休養をとり，少しずつ症状の改善や意欲の回復が見られてきたら，主治医と相談して職場への復帰を考え始めることが望ましい。

解説

① この選択肢文は正しいです。うつ病などの心の病であっても，最初は頭痛や胃痛，吐き気，めまいなどの身体症状を抱えて内科を受診する人が多くいます。しかし，その中にはいくら調べても異常所見はなく，症状だけは相変わらず続いている，という人もまた多くいます。このような方々は内科の主治医と相談して，精神科や心療内科などを受診し，うつ病や心身症であることが分かったりします。
② この選択肢文は正しいです。確かに，「死にたい」などの気持ちは本人にしか分かりません。しかし，普段からコミュニケーションを取っていると何気ない会話の中からもその人の「変化」を察することができます。それによって上司や同僚，家族が本人に声をかけ，その結果，受診に至るケースも少なくありません。
③ この選択肢文は誤りです。心の病の治療に大切なのは，第一に休養と薬物治療です。カウンセリングなどの精神療法は，休養と薬物治療がひと段落してから始めるのが一般的です。
④ この選択肢文は正しいです。休業中は休むことに専念できず，「早く会社に戻らないと……」という焦りで頭がいっぱいの方も少なくありません。しかし，まずはきちんと休むことが大切です。早くしっかり休養すれば早く復帰することもできます。きちんと休んで決められた服薬をして，体調

ファイナル ステージ〈後編〉

解答

LV：48 ①

ファイナル ステージ＜後編＞

を整えることを優先させましょう。
　症状が落ち着き，仕事への意欲が回復し始めたところで主治医と職場と相談して，少しずつ復帰について検討を始めることがいいでしょう。

解答

LV:49 ③

LV：50

薬物療法について，正しいものを一つ選びなさい。

① 抗うつ薬には，三環系抗うつ薬，四環系抗うつ薬，選択的セロトニン再取り込み阻害薬(SSRI)，セロトニン・ノルアドレナリン再取り込み阻害薬(SNRI)などがある。
② 抗うつ薬は服薬して2～3日経過を診て，効果があれば継続，効果がなければ増量してさらに2～3日様子を診ることが一般的である。
③ SSRIやSNRIは，三環系抗うつ薬，四環系抗うつ薬に比べて口の渇き，動悸，便秘などの副作用が強く出る。
④ スルピリドは，少量では統合失調症の治療薬として，大量では潰瘍の治療薬として使われる。

解説

この問題は専門的で難しいですね！ LV：50 にふさわしいと言ってもいいかもしれません！薬物に関する簡単な事柄を表にまとめましたので，「ワンポイントアドバイス」を参考にしてください。

① この選択肢文は正しいです。抗うつ薬の代表的なものです。このまま覚えるようにしましょう。
② この選択肢文は誤りです。2～3日ではなく，通常は服薬して2～4週間の様子を見ます。最近は新薬の登場でこの期間が短いものも出てきていますが，精神科の薬は他の風邪薬や痛み止めと違う構造をしています。それは飲んで直ぐに効くような即効性ではなく，長期に服薬しても身体に負担が少ないようにできています。そこで，一般的には投薬から2～4週間くらいかけて効果が実感できるようにできているのです。
③ この選択肢文は誤りです。口の渇き，動悸，便秘などの副作用は三環系抗うつ薬，四環系抗うつ薬の方が強く出ます。SSRIやSNRIはこうした副作用が少ないといわれています。
④ この選択肢文は誤りです。潰瘍と統合失調症の記述が逆です。スルピリドは少量では潰瘍に，大量では統合失調症に使われます。

ファイナル ステージ〈後編〉

解答

解答は次ページの下欄にあります。

ファイナル ステージ＜後編＞

ワンポイントアドバイス

薬についての知識
　うつ病やその他の心の病気に使用されるお薬についてまとめました。

種類	使われ方，特徴，副作用など
三環系・四環系抗うつ薬	副作用として眠気・目のかすみ・口の渇き・動悸　など。
SSRI／SNRI	副作用が少ない。うつの他にパニックなどにも使われる。
スルピリド	少量→潰瘍の治療薬／大量→統合失調症の治療薬
リチウム	躁病の治療薬
抗精神病薬	幻覚・妄想といった精神症状，不安や焦燥感が前面に出て落ち着かない症状などに用いる。

解答

LV:50　①

あんなこと？こんなこと！11

親愛なるメン太様　〜カウンセラーからの手紙〜

　メン太の会社で行なわれていたメンタルヘルスケア計画の面談期間が終了しました。期間中は対象となった社員全員が面談を体験し，各々の考えや想いをカウンセラーに話していきました。
　カウンセラーは，今回の対象者に短い手紙を書いて，協力と来所の御礼を伝えることにしました。来所された社員一人ひとりの顔とお話を思い出し，労いといつでも気軽に相談室へ来てほしい旨を心を込めて書きました。
　その中の一枚はもちろん，メン太への手紙です。
　カウンセラーはメン太にこんな手紙を出しました。

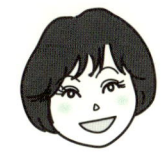

親愛なるメン太様
　こんにちは！この度はお忙しいところを相談室に来所していただき，ありがとうございました。メン太さんの「相談する」ということに対するお気持ちをいろいろ伺えて，私も大変勉強になりました。
　メン太さんが感じていらっしゃるように，世の中にはまだまだカウンセリングというものに抵抗感を持たれている方も少なくありません。
　しかし，多くの方がメン太さんのように「話をする」ことについて考える機会を持ち，悩む前に自分自身の考えや気持ちを整理することができれば理想的だなぁ，と思っております。そうすることで，私は多くの方が健康で楽しい生活を送ることができるようになると信じています。
　今回，メン太さんとお話をさせていただき，私もこのことについて改めて強く認識致しました。私もこれから頑張っていきますね！
　それでは，またお気軽に相談室にお越しください。
　いつでもお待ちいたしております。
　　　　　　　　　　　　　　　　　　　　　　カウンセラーより

ファイナル ステージ〈後編〉

❁ あとがき ❁

　この度は「ロールプレイング・ゲーム式　メンタルヘルス・マネジメント検定Ⅲ種問題集」をお読みいただきありがとうございました。
　この問題集は前作である「ゲームブック形式　メンタルヘルス・マネジメント検定Ⅱ種問題集」に続き二作目となる問題集です。
　この二冊の問題集の特徴は何と言っても「実践感覚で楽しく学べる」というところです。私はこれまで多くの企業様とお付き合いさせていただき，その企業で働く従業員の方々のメンタルヘルスケアの拡充に取り組んで参りました。企業様の中にはこのメンタルヘルス・マネジメント検定の受験を従業員の方々に推奨しているところもあります。その受験対象者になられた従業員の皆様に少しでもメンタルヘルスを身近に感じて楽に学習を進めていただくためにも，このような問題集を執筆したいと考えておりました。
　本書の中でも書きましたが，この本をお手に取られた方の中にはメンタルヘルスにとても興味を持たれている方とそうでない方がいらっしゃいます。また，たとえメンタルヘルスに興味があったとしても，漠然と「メンタルヘルスケア」「心の健康」と言われても「何をするべきか？」「どんなことをすればメンタルヘルスケアや心の健康を保つことになるのか分からない」という方も多いのではないかと思います。ではなぜ多くの方がメンタルヘルスケアのやり方を明確にイメージできないのか？と言いますとそれはやはり，皆様がご健康だからだといえます。健康な人は病気を前提に生活をしているわけではありません。それでも近年は様々なサプリメントが手軽に活用できるようになり，健康志向から日常生活の中に予防的にサプリメントを摂取していらっしゃる方も増えました。
　このように身体の健康に目を向けることはできても，心の健康についてはなかなか…というところが現実だと思います。そこで，少しでも臨場感を出して身近に皆様にメンタルヘルスについて考えていただこうと工夫したのがⅡ種のゲームブック形式と，本書のロールプレイング・ゲーム式です。
　問題集ですのでゲームを楽しんでいただく本ではありませんが，ゲームのような感覚でストーリーの登場人物にご自身を重ねていただくことで，現実感が増すのではないかと思います。現実的に捉えることができれば，試験に出題される一見難しそうな指針の内容も理解できますし，丸暗記ではないので応用も利きます。

あとがき

　本書を通して、私は多くの方に心の病気に対する「予防」の習慣を訴えていきたいと考えております。

　何事も「予防」が一番です。病気になってしまってからでは心身共に辛い時間が長くなってしまいます。心の健康について考えるきっかけは本書で展開されるストーリーのように、どなたにとっても身近なところにあります。そのきっかけにぜひ目を向けて、ご自信の心の健康について考えていただききたいと思います。

　一昔前までは心の健康云々なんて、弱い人間のすることだというイメージが強くありました。しかし、自分の健康は自分で守る、自分の心は自分でケアする、という時代がもうすぐそこまで来ています。

　身体の健康もさることながら心の健康に気をつけることができればそこに「ゆとり」が生まれ、心身共に豊かな生活を営むことができます。何かとストレスの多い現代社会ですが、それらを少しでも解消して個々人が取り組んでいけるケアの方法はいくらでもあります。ぜひお一人でも多くの方がご自身の心の健康に目を向けていただき、メンタルヘルス不調の予防に努めていただければ幸いです。

　最後に素敵なイラストで本書のストーリーをよりイメージしやすくしてくださったイラストレーターのもろずみとしよさんに御礼を申し上げます。

　またメンタルヘルス・マネジメント検定の問題集を執筆するにあたり、ゲームブック形式やロールプレイング・ゲーム式を寛大にご採用いただいた弘文社編集部の皆様にも重ねて厚く御礼申し上げます。ありがとうございました。

著者紹介
赤塚由見子(あかつか　ゆみこ)

愛知県名古屋市出身
精神保健福祉士
有限会社セントラルEAPコンサルティング　代表取締役
中央産業保健協会理事
金城学院大学　人間科学部　心理学科　非常勤講師

大学を卒業後，東京都内の精神科クリニックに就職。その後，異動でEAP専門相談機関へ転籍。EAPカウンセラー／EAPコンサルタントとして新たにスタートする。

2006年4月に地元である名古屋に戻り，有限会社セントラルEAPコンサルティングを設立。同社の代表となり，企業に対してメンタルヘルス研修と個別面談を行なっている。研修先は大手企業から中小企業まで幅広く，各企業のニーズに沿った研修内容を展開。個別面談は契約企業の従業員に対して相談に応じている。

2009年より企業でメンタルヘルスケアを担当する専門家(保健師・産業カウンセラー等)を対象とした「オアシスさんりん＜産業臨床事例講座＞」を開講。専門家の育成及び，専門家同士の勉強の場を設立。2012年より『メルマガ【働輝☆働個＜はたらき☆はたらこ＞】』を配信。メールマガジンを通して多くの勤労者に気軽にメンタルヘルスに関する知識・情報を知ってもらう活動を行なっている。2013年より企業から定評を受けている「メンタルヘルス・マネジメント検定受験対策講座」の動画配信をスタート。多くの勤労者にメンタルヘルスについて学ぶ機会の提供に寄与している。

◆ (有)セントラルEAPコンサルティング：http://central-eap.com/
◆ メルマガ【働輝☆働個＜はたらき☆はたらこ＞】：
　http://central-eap.com/
◆ 【動画配信】メンタルヘルス・マネジメント検定Ⅱ種
　「本気で合格したい人のための『5時間で合格率90％』受験対策講座」：
　http://central-eap.com/
◆ 中央産業保健協会(略称：ちゅうさんぽ)
　www.chuo-sanpo.jp/

イラストレーター
もろずみ　としよ（工房もろもろ）

大学を卒業後，信用金庫，
出版社（編集・デザイン担当）を経て独立。
広告・教材・書籍まで，イラスト・デザインを中心に幅広く活動している。

最近の主な仕事
　テレビ講座『どうも！　にほんご講座です』（NHK 出版）
　「Asahi Weekly」週間英語クイズ（朝日新聞）
　『看護士国家試験対策ブック・直前 α』（メディカ出版）
ほか多数。

◆メール：studiomoro2@gmail.com

ロールプレイング・ゲーム式
　　メンタルヘルス・マネジメント検定 問題集
　　Ⅲ種（セルフケアコース）

編　著	赤塚　由見子 _{あか つか　ゆ み こ}
印刷・製本	亜細亜印刷株式会社

発 行 所	株式 会社 弘文社	〒546-0012　大阪市東住吉区 　　　　　　　中野2丁目1番27号 ☎　　（06）6797―7441 FAX　（06）6702―4732 振替口座　00940―2―43630 東住吉郵便局私書箱1号
代表者	岡崎　達	

ご注意
（1）本書は内容について万全を期して作成いたしましたが、万一ご不審な点や誤り、記載もれなどお気づきのことがありましたら、当社編集部まで書面にてお問い合わせください。その際は、具体的なお問い合わせ内容と、ご氏名、ご住所、お電話番号を明記の上、FAX、電子メール（henshu1@kobunsha.org）または郵送にてお送りください。
（2）本書の内容に関して適用した結果の影響については、上項にかかわらず責任を負いかねる場合がありますので予めご了承ください。
（3）落丁・乱丁本はお取り替えいたします。